LEHRBÜCHER UND MONOGRAPHIEN

AUS DEM GEBIETE DER

EXAKTEN WISSENSCHAFTEN

6

MATHEMATISCHE REIHE

BAND III

STATISTISCHE METHODEN

FÜR NATURWISSENSCHAFTER, MEDIZINER UND INGENIEURE

VON

ARTHUR LINDER

Professor für angewandte mathematische Statistik
an der Universität Genf
Dozent an der Eidgenössischen Technischen Hochschule
in Zürich

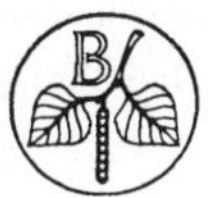

SPRINGER BASEL AG

ISBN 978-3-0348-4092-7   ISBN 978-3-0348-4167-2 (eBook)
DOI 10.1007/978-3-0348-4167-2

VORWORT

Die statistischen Methoden sind in den letzten dreißig Jahren in Großbritannien und den USA. zu einem wirksamen Hilfsmittel naturwissenschaftlicher Forschung und technischen Schaffens geworden. Im deutschen Sprachgebiet sind die neueren Methoden der mathematischen Statistik heute noch wenig bekannt, vor allem wohl deshalb, weil es an einem deutschsprachigen Lehrbuch über diesen Gegenstand fehlt.

Einem verschiedentlich geäußerten Wunsche entsprechend, habe ich mich entschlossen, eine kurze Einführung in die neueren statistischen Prüfverfahren zu geben.

Die vorliegende Monographie ist einerseits für den Praktiker bestimmt, der anhand von Beispielen angeleitet wird, die statistischen Prüfverfahren anzuwenden. Andererseits besteht unstreitig das Bedürfnis nach einer Darstellung der mathematischen Grundlagen. Um beiden Erfordernissen genügen zu können, mußte ich mich auf die grundlegenden Verfahren beschränken. Für diese aber gab ich die mathematische Begründung möglichst vollständig. Das klassische Werk von R. A. FISHER (Statistical methods for research workers) enthält keine Beweise; eine treffliche Ergänzung in mathematischer Hinsicht bietet das Buch von M. G. KENDALL (The advanced theory of statistics), welches mir leider erst nach der Drucklegung des vorliegenden Werkes in die Hände kam.

Was die mathematische Methode betrifft, benützte ich im wesentlichen die von R. A. FISHER von Anfang an bevorzugte n-dimensionale Geometrie, die nach meinem Gefühl am anschaulichsten und schnellsten zum Ziele führt. Der Mathematiker sei aber ausdrücklich darauf verwiesen, daß z. B. CRAMÉR (Random variables and probability distributions) mit guten Gründen andere Methoden verwendet.

Die dem Buche beigefügten Standardverteilungen wurden auf Grund der Berechnungen von SHEPPARD, KELLEY, R. A. FISHER, SUDHIR KUMAR BANERJEE und P. C. MAHALANOBIS zusammengestellt, nachdem wir eine Reihe von Werten selbst berechnet und sämtliche übernommenen sorgfältig nachkontrolliert hatten.

Ein großes Verdienst am Zustandekommen dieses Werkes kommt meinem Lehrer und Freunde FERDINAND GONSETH zu. Meine Kollegen JOHANNA STEIGER-SIMONETT und MAX SCHÜRER machten mich auf Fehler und Ungenauigkeiten aufmerksam, die ich dank ihrer Umsicht ausmerzen konnte. Erstere hat alle Beispiele nachgerechnet, während mir der letztere seine reiche Erfahrung im numerischen Rechnen uneigennützig zur Verfügung stellte. Dafür spreche ich ihnen meinen herzlichsten Dank aus.

Bern, im Juli 1945.   ARTHUR LINDER.

7

INHALTSVERZEICHNIS

3 Theorie der Stichproben

0 EINLEITUNG

01 Über die Eigenart der statistischen Verfahren

Die statistischen Verfahren, die in diesem Werke erörtert werden, sind ihrem Wesen nach mathematischer Art.

Wenn von angewandter Mathematik die Rede ist, denkt man gewöhnlich zunächst an *funktionale* Beziehungen, wie eine solche beispielsweise in der Figur 1 dargestellt ist, die den von F. LÜDI theoretisch berechneten Potentialverlauf des Wechselfeldes im Turbator wiedergibt. Wesentlich an der Beziehung

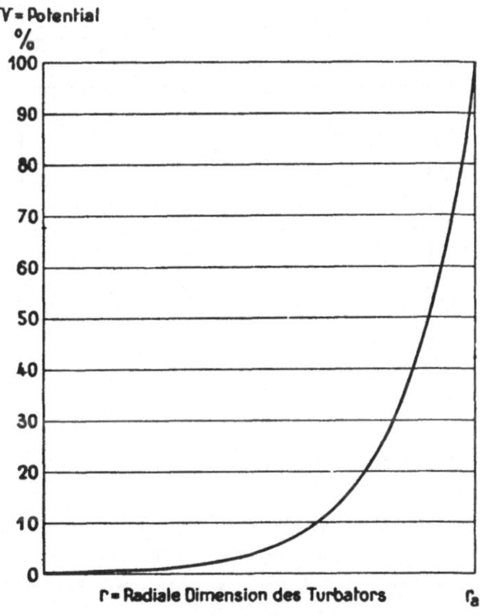

Fig. 1

Potentialverlauf des Wechselfeldes im Turbator

zwischen der radialen Dimension des Turbators und dem Potential ist, daß zu jedem Wert der einen Variabeln ein Wert der andern Variabeln gehört.

Ganz anders sieht das Bild aus, dem der Naturwissenschafter, der Mediziner und der Ingenieur sehr oft gegenübersteht. Nehmen wir als Beispiel die Abhängigkeit zwischen Fahrgeschwindigkeit und Bremsweg von Automobilen, wie sie die Figur 2 veranschaulicht.

Statt einer Kurve wie in der Figur 1 finden wir hier einen Punkteschwarm. Zu jeder Fahrgeschwindigkeit gehören verschiedene Bremswege, zu jedem

Bremsweg mehrere Fahrgeschwindigkeiten. Zu einer bestimmten Fahrgeschwindigkeit werden wir Bremswege verschiedener Länge erwarten müssen, immerhin sehr kurze und sehr lange Bremswege nur mit kleiner Wahrscheinlichkeit. Diese Art der Beziehung zwischen zwei Variabeln ist von der funktionalen wesentlich verschieden; wir sprechen von *stochastischer* Abhängigkeit.

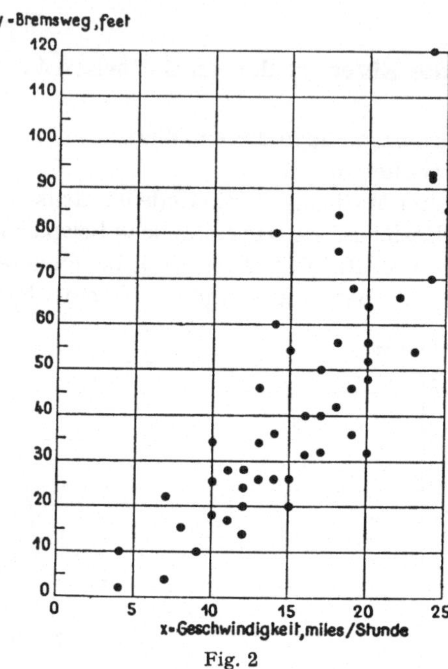

Fig. 2

Abhängigkeit zwischen Fahrgeschwindigkeit und Bremsweg

Um stochastische Abhängigkeiten richtig beurteilen zu können, muß man sich bestimmter statistischer Verfahren — der Korrelationsrechnung — bedienen. Die Korrelationsrechnung setzt uns in den Stand, zu jedem Wert von x einen mittleren Wert von y zu berechnen sowie die Grenzen, innerhalb derer zum Beispiel 90 Prozent der zu diesem x gehörenden Werte von y zu finden sind.

Statistische Verfahren müssen wir auch dann anwenden, wenn wir es mit einer einzigen Veränderlichen zu tun haben, die verschiedene Werte mit gewissen Wahrscheinlichkeiten annehmen kann. Diese Verfahren geben uns Antwort auf die Frage nach dem Mittelwert einer Verteilung, nach ihrer Streuung (Veränderlichkeit) und ihrer Form.

Das Rohmaterial, das wir mittels der statistischen Verfahren zu bearbeiten haben, sind *Einzelwerte*. Sie können aus Versuchen, Beobachtungen oder eigentlichen statistischen Erhebungen gewonnen worden sein.

Wenn wir einen sinnvollen Versuch wiederholen, werden wir jedesmal im wesentlichen dieselben Ergebnisse erwarten dürfen. Selbstverständlich werden wir nicht die genau gleichen Ergebnisse erhalten, aber die Unterschiede werden nur *zufälliger* Art sein.

Wir betrachten einerseits die Gesamtheit aller unter den gleichen Bedingungen möglichen Versuche, deren Zahl notwendigerweise unendlich groß ist. Die Gesamtheit aller Einzelangaben, die wir bei allen diesen denkbaren Versuchen erhalten, nennen wir die *Grundgesamtheit*.

Andererseits haben wir die Ergebnisse eines einzelnen Versuches oder einer Versuchsreihe vor uns. Diese Ergebnisse betrachten wir als eine *Stichprobe* aus der Grundgesamtheit.

Eine der wichtigsten statistischen Aufgaben besteht darin, aus der Stichprobe auf die Grundgesamtheit zu schließen.

02 Die Gebiete der mathematischen Statistik

021 Das Beschreiben statistischer Gesamtheiten

Um einen ersten Überblick über die Ergebnisse von Versuchen zu gewinnen, empfiehlt es sich, die Werte aufzuzeichnen.

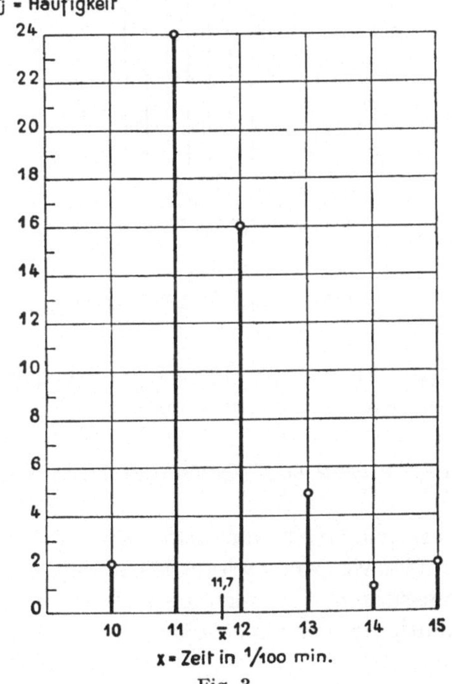

Fig. 3

Zeiten für das Ausführen der gleichen Arbeit

Die Figur 3 zeigt das Bild, das man erhält, wenn nur einzelne Werte der Veränderlichen mit verschiedenen Häufigkeiten auftreten.

In der Figur 4 kann die Veränderliche innerhalb gewisser Grenzen beliebige Werte annehmen. Wir fassen die Häufigkeiten in Klassen gleicher Breite zusammen und erhalten damit ein Bild der Verteilung.

Die Figur 5 stellt eine Verteilung dar mit unendlich vielen Einzelwerten, beispielsweise eine Grundgesamtheit.

Aus der Fülle der Einzelwerte einesVersuches suchen wir nun die wesentlichen Züge herauszuheben und durch einige wenige Zahlen festzuhalten.

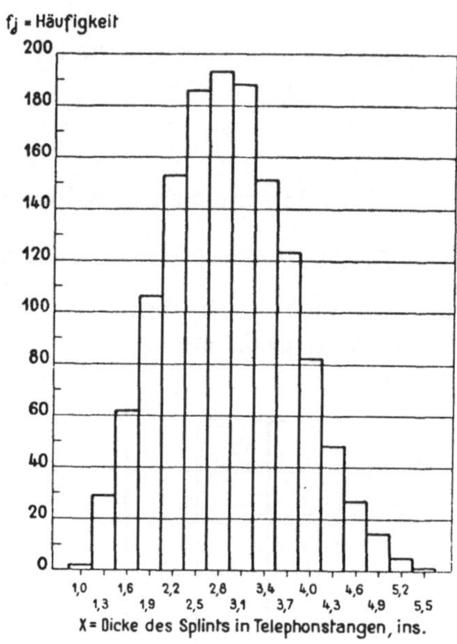

Fig. 4

Dicke des Splints in Telephonstangen

Als erstes suchen wir für die Gesamtheit der Einzelwerte einen mittleren Wert. Hierauf suchen wir auch die Streuung der Einzelwerte irgendwie zu messen.

Die bekanntesten *Mittelwerte* sind der Durchschnitt, der mittelste Wert und der häufigste Wert.

Als *Durchschnitt* bezeichnen wir das arithmetische Mittel der Einzelwerte. Den *mittelsten Wert* finden wir, wenn wir die Einzelwerte der Größe nach ordnen und jenen Wert heraussuchen, der links und rechts von sich gleich viele Werte aufweist. In einer kontinuierlichen Verteilung gehört zum *häufigsten Wert* die größte Ordinate.

Das einfachste *Streuungsmaß* ist der Unterschied zwischen dem größten und dem kleinsten Wert, die sogenannte *Variationsbreite*. Viel benützt wird auch die *durchschnittliche Abweichung* δ, welche als arithmetischer Durchschnitt der absoluten Differenzen zwischen den Einzelwerten und einem Mittelwert berechnet wird. Wie wir in 023 erläutern, geben wir der *mittleren quadratischen Abweichung* σ den Vorzug.

Mittelwerte und Streuungsmaße fassen wir unter dem Begriff der *statistischen Maßzahl* zusammen. Zu den statistischen Maßzahlen gehören auch die *Regressions-* und *Korrelationsmaße*, die der Kennzeichnung von Verteilungen mit zwei oder mehr Merkmalen dienen.

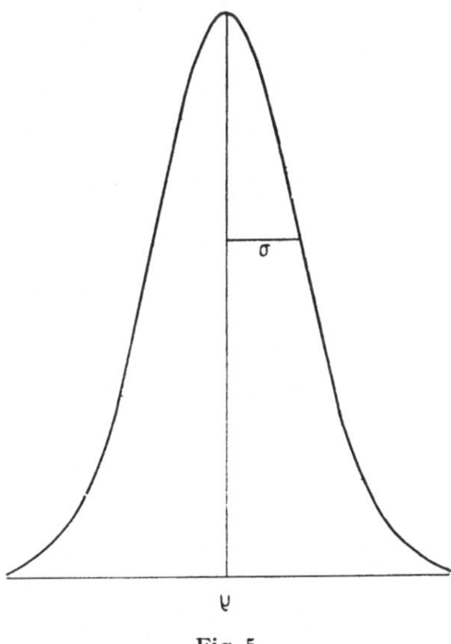

Fig. 5

Normale Verteilung

Ein besonderer Zweig der mathematischen Statistik befaßt sich damit, zu zeigen, wie man gegebene Verteilungen am besten durch bestimmte *Verteilungskurven* annähert.

022 Das Prüfen statistischer Maßzahlen

Beim Auswerten von Versuchsergebnissen handelt es sich stets vor allem auch darum, zu entscheiden, ob zwei Durchschnitte, zwei Häufigkeiten oder zwei Streuungen voneinander wesentlich oder nur zufällig abweichen. Vielfach haben wir auch den Unterschied zwischen der aus einer Stichprobe berechneten statistischen Maßzahl und dem entsprechenden Wert der Grundgesamtheit zu prüfen (Beispiel: Abweichung des Durchschnitts der Tageserzeugung eines Fabrikates von dem als Norm aufgestellten Wert).

Wenn wir die Grundgesamtheit als eine normale (Gauß-, Laplacesche) Verteilung voraussetzen, können wir die Verteilung des Durchschnitts aus allen Stichproben gleichen Umfanges ohne Schwierigkeit finden. Sie ist nämlich ebenfalls normal, und ihre Streuung steht zu der Streuung der Grundgesamtheit in einer einfachen Beziehung.

Kennen wir die Verteilung des Durchschnitts aus allen Stichproben gleichen

Umfanges, so sind wir auch imstande, den Unterschied zwischen einem gegebenen Durchschnitt und dem Durchschnitt der Grundgesamtheit zu beurteilen.

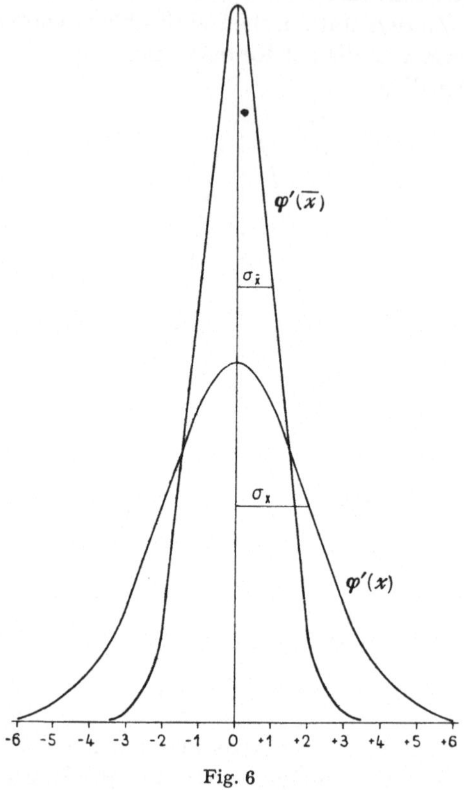

Fig. 6

Verteilung des Durchschnitts von Stichproben aus einer Normalverteilung

Die Prüfverfahren, die wir im Teil 2 anwenden und im Teil 3 ableiten, beruhen alle auf einer normalen Grundgesamtheit. Die Erfahrung hat gelehrt, daß diese einschränkende Annahme in der Wahl der Grundgesamtheit nicht große Nachteile mit sich bringt. Einmal kann man es durch sorgfältige Wahl der Versuchsbedingungen so einrichten, daß diese Voraussetzung in manchen Fällen ohne weiteres zutrifft. Sodann kann man zeigen, daß auch eine recht beträchtliche Abweichung der Grundgesamtheit von einer normalen Verteilung die Prüfverfahren nicht in ihrer Wirkung beeinträchtigt. Schließlich läßt sich manchmal die Grundgesamtheit durch eine passende Wahl der Variabeln in eine normale Verteilung überführen.

023 Die Wahl der statistischen Maßzahlen

Wie wir im Abschnitt 021 erwähnten, stehen uns verschiedene Mittelwerte und verschiedene Streuungsmaße zur Verfügung. Welche dieser statistischen

Maßzahlen sollen wir vorziehen? Gibt es überhaupt ein Verfahren, das uns diese Frage zu entscheiden gestattet?

Nach R. A. FISHER können wir wie folgt vorgehen. Wir suchen bei normaler Grundgesamtheit beispielsweise die Verteilung des Durchschnitts aus Stichproben gleichen Umfanges und die entsprechende Verteilung des mittelsten Wertes. Die Verteilung des Durchschnitts hat eine kleinere Streuung als die Verteilung des mittelsten Wertes. Wenn wir also aus dem Durchschnitt einer Stichprobe auf den Durchschnitt der Grundgesamtheit schließen, so ist dies zuverlässiger, als wenn wir es mit dem mittelsten Wert tun (für die normale Grundgesamtheit, nicht aber für die Stichproben, ist der Durchschnitt gleich dem mittelsten Wert).

Ähnlich kann man zeigen, daß die Verteilung der mittleren quadratischen Abweichung σ eine kleinere Streuung besitzt als die Verteilung der durchschnittlichen Abweichung δ. Die mittlere quadratische Abweichung σ ist somit der durchschnittlichen Abweichung δ vorzuziehen.

R. A. FISHER hat drei Kriterien aufgestellt, denen statistische Maßzahlen genügen sollten. Sie sollten passend (consistent), wirksam (efficient) und erschöpfend (sufficient) sein.

Als *passend* bezeichnen wir eine statistische Maßzahl, wenn sie mit wachsendem Umfang N der Stichprobe gegen die entsprechende Maßzahl für die Grundgesamtheit strebt.

Vergleichen wir verschiedene Maßzahlen gleicher Art, wie etwa den Durchschnitt, den mittelsten und den häufigsten Wert, so bezeichnen wir jene Maßzahl als *wirksam*, deren Verteilung in Stichproben gleichen Umfanges die kleinste Streuung besitzt.

Erschöpfend heißt eine statistische Maßzahl, wenn wir durch das Berechnen irgendeiner weiteren Maßzahl gleicher Art aus der Stichprobe keine zusätzlichen Erkenntnisse herausholen können.

Der Durchschnitt und die mittlere quadratische Abweichung gehorchen allen drei Kriterien. Auch die Regressions- und Korrelationsmaße, die wir verwenden, erfüllen alle drei Fisherschen Kriterien.

R. A. FISHER hat eine Methode angegeben, die es uns in jedem Falle gestattet, die wirksamen und erschöpfenden statistischen Maßzahlen zu ermitteln.

024 Das Planen von Versuchen

Ein weites Feld statistischer Verfahren hat sich in den letzten Jahren dadurch eröffnet, daß man danach trachtet, für die verschiedenen logisch möglichen Arten von Versuchsanordnungen einen bestimmten Plan anzulegen, der es erlaubt, aus einer Mindestzahl von Versuchen ein Höchstmaß an Erkenntnissen zu schöpfen. Wir weisen diesbezüglich auf das Buch «The design of experiments» von R. A. FISHER hin.

03 Inhaltsübersicht

Im Teil 1 zeigen wir, wie Durchschnitte, Streuungen, Regressions- und Korrelationsmaße am zweckmäßigsten zu berechnen sind.

Wie die Häufigkeiten, Durchschnitte, Streuungen, Regressions- und Korrelationskoeffizienten auf Grund von Standardverteilungen geprüft werden können, wird im Teil 2 erläutert.

Teil 3 enthält die mathematischen Grundlagen der statistischen Prüfverfahren und ihrer Anwendungen.

Zum Verständnis der beiden ersten Teile genügt die Kenntnis der einfachsten algebraischen Formeln; im dritten Teil wird höhere Mathematik vorausgesetzt.

Wir beschränken uns darauf, die *grundlegenden* Verfahren der mathematischen Statistik darzustellen, die für Naturwissenschafter, Mediziner und Ingenieure wichtig sind.

In bezug auf die Regression behandeln wir nur die *lineare* Regression. Wir legen dieselbe so dar, daß der Übergang zur *nichtlinearen* Regression grundsätzlich nichts Neues bringt. Die *mehrfache* Korrelation mit mehr als zwei Veränderlichen lassen wir ebenfalls weg.

Die Theorie der Verteilungskurven von KARL PEARSON sowie von GRAM und CHARLIER scheint uns für den Praktiker von geringerer Wichtigkeit; sie wurde daher nicht behandelt.

Da unser Buch vor allem dem Praktiker dienen soll, verzichteten wir auch darauf, die Theorie von R. A. FISHER über die Wahl der statistischen Maßzahlen ausführlich vorzuführen (siehe 023).

Auf das Planen von Versuchen (siehe 024) kann im Rahmen dieses Buches leider schon aus Raumgründen nicht eingegangen werden.

1 STATISTISCHE MASSZAHLEN

In diesem ersten Teile zeigen wir, welches der Sinn der einfacheren statistischen Maßzahlen ist und wie sie berechnet werden.

Mit Hilfe der statistischen Maßzahlen können wir die wesentlichen Züge der statistischen Gesamtheiten herausarbeiten und durch einige wenige Zahlen kennzeichnen.

Wir unterscheiden Mittelwerte, Streuungsmaße und Abhängigkeitsmaße.

11 Der Durchschnitt

Veranschaulichen wir uns zunächst die gebräuchlichsten Mittelwerte an einem Beispiel. Wir denken uns die Schüler einer Klasse vom größten bis zum kleinsten der Größe nach nebeneinanderstehend. Für die Gesamtheit der Körpergrößen dieser Schüler lassen sich verschiedene Mittelwerte angeben.

Einen ersten Mittelwert erhalten wir, wenn wir den Schüler messen, der gleich viele größere wie kleinere neben sich stehen hat. Die Größe des mittelsten Einzelwertes heißt *Medianwert, Zentralwert* oder *mittelster Wert.*

Ein weiterer Mittelwert ist der *häufigste Wert.* Am meisten verwendet wird das *arithmetische Mittel* oder der *Durchschnitt.* Aus Gründen, die einleitend (im Abschnitt 023) erwähnt wurden, ist der Durchschnitt in den meisten Fällen den übrigen Mittelwerten vorzuziehen.

Bezeichnen wir mit $x_1, x_2, \ldots x_N$ eine Gesamtheit von N Einzelwerten, so berechnen wir den Durchschnitt $\overline{x}$ nach der Formel[1])

$$\overline{x} = \frac{1}{N} \mathop{S}_{i=1}^{N} x_i \,.\tag{1}$$

Nur wenn die Zahl der Einzelwerte klein ist, werden wir den Durchschnitt nach der Formel (1) berechnen.

---

[1]) Das übliche Summenzeichen Σ ersetzen wir, sofern es sich um Summen in Stichproben handelt, nach dem Vorbild von R. A. FISHER durch ein lateinisches S.

Beispiel 1. Druckfestigkeit von Ziegeln (E. S. PEARSON).

$$x_i = \text{Druckfestigkeit lb./sq. in.}$$

i	x_i
1	829
2	1 263
3	891
4	979
5	994
6	1 039
7	1 288
8	972
9	1 114
10	1 213
11	988
12	1 048
S	12 618

$$\overline{x} = \frac{12\,618}{12} = 1\,051{,}5 \ \text{lb./sq. in.}$$

Vielfach werden die Einzelwerte in Klassen zusammengefaßt und für jede Größenklasse die Häufigkeit angegeben. Entspricht die Klasseneinteilung der Maßeinheit, so gehört zu jedem Wert x_j der letzteren die Häufigkeit f_j.

Wert	Häufigkeit
x_1	f_1
x_2	f_2
x_3	f_3
.	.
.	.
.	.
.	.
x_M	f_M
S	N

Die Gesamtzahl der Einzelwerte sei wie immer mit N bezeichnet.

Den Durchschnitt erhalten wir in diesem Falle nach der Formel

$$\overline{x} = \frac{1}{N} \mathop{S}_{j=1}^{M} f_j x_j . \tag{2}$$

Beispiel 2. Zeitstudie (FORNALLAZ). Zeiten für das Ausführen der gleichen Arbeit.

$$x_j = \text{Zeit in } 1/100 \text{ min.}$$
$$f_j = \text{Häufigkeit der Zeit } x_j .$$

Das Rechenschema sieht folgendermaßen aus.

x_j	f_j	$f_j x_j$
10	2	20
11	24	264
12	16	192
13	5	65
14	1	14
15	2	30
S	50	585

$$\overline{x} = \frac{585}{50} = 11{,}7 \ 1/100 \ \text{min.}$$

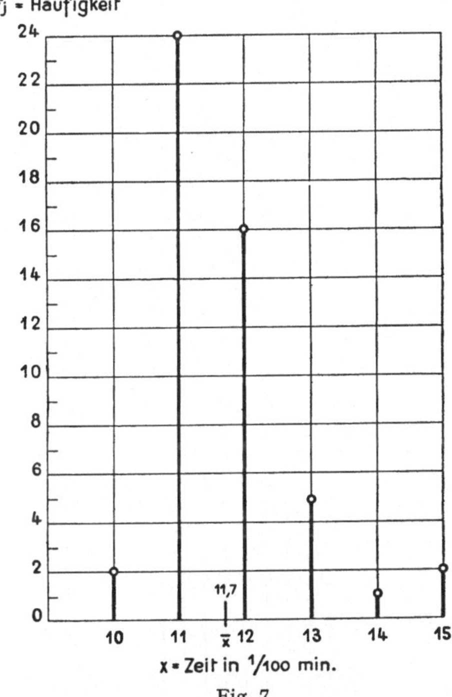

Fig. 7

Zeiten für das Ausführen der gleichen Arbeit

Sind die Größen x_j groß, so wird diese Berechnungsart beschwerlich. Wir können Abhilfe schaffen, indem wir einen *vorläufigen Durchschnitt* wählen. Wir bezeichnen ihn mit D und richten es so ein, daß die Differenzen $x_1 - D$, $x_2 - D$ usw. möglichst klein werden. Man hat dann für $\overline{x}$ die Formel

$$\overline{x} = D + \frac{1}{N} \mathop{S}_{j=1}^{M} f_j (x_j - D) . \tag{3}$$

Schließlich wollen wir noch die Formel für den Durchschnitt anführen, die benützt wird, wenn die Einzelwerte in *M Klassen* von der Breite k gruppiert sind. Wir bezeichnen mit x_j die Klassenmitten und mit D einen vorläufigen Durchschnitt, den wir mit einem der x_j zusammenfallen lassen. Die Klassen numerieren wir von D ausgehend mit z_j.

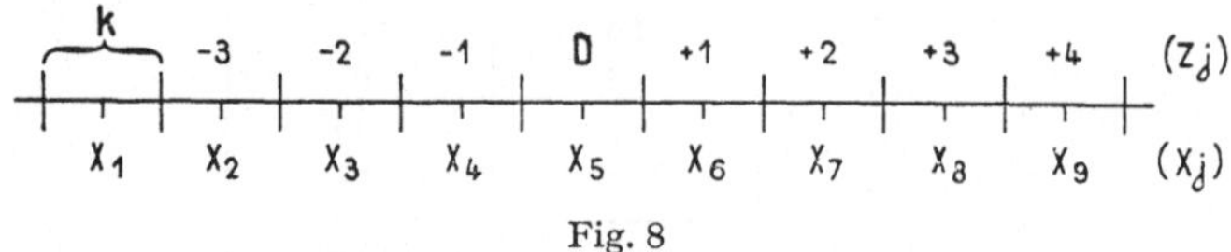

Fig. 8

Einteilung in M Klassen von der Breite k

Man hat

$$x_j = D + k z_j$$

oder

$$x_j - D = k z_j .$$

Nach (3) war

$$\overline{x} = D + \frac{1}{N} \mathop{S}_{j=1}^{M} f_j (x_j - D) .$$

Demnach wird

$$\overline{x} = D + \frac{k}{N} \mathop{S}_{j=1}^{M} f_j z_j . \tag{4}$$

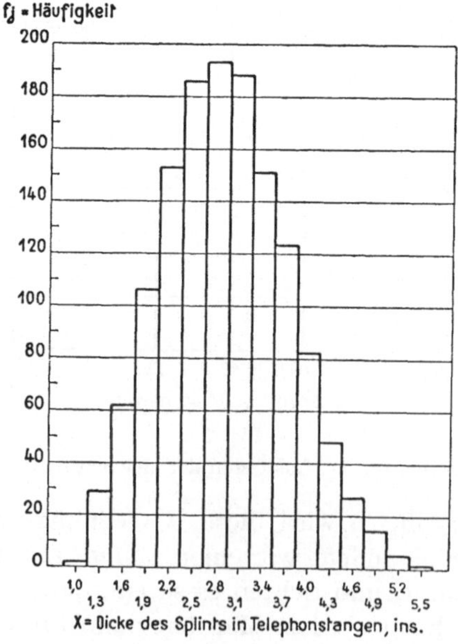

Fig. 9

Dicke des Splints in Telephonstangen

Beispiel 3. Dicke des Splints in Telephonstangen (W. A. SHEWHART).

x_j = Klassenmitte in inches.

f_j = Häufigkeit der Stangen in der Klasse mit der Klassenmitte x_j.

x_j	z_j	f_j	$f_j z_j$	
1,0	-6	2	-12	
1,3	-5	29	-145	
1,6	-4	62	-248	
1,9	-3	106	-318	
2,2	-2	153	-306	
2,5	-1	186	-186	-1215
$D = 2,8$	0	193	0	
3,1	1	188	188	
3,4	2	151	302	
3,7	3	123	369	
4,0	4	82	328	
4,3	5	48	240	
4,6	6	27	162	
4,9	7	14	98	
5,2	8	5	40	
5,5	9	1	9	$+1736$
S		1370	$+521$	

$$\overline{x} = 2,8 + \frac{0,3}{1370}\, 521 = 2,914 \text{ in.}$$

12 Die Streuung

Die Einzelwerte einer statistischen Gesamtheit unterscheiden sich voneinander; ihre Veränderlichkeit ist ein wesentlicher Zug der statistischen Gesamtheit.

Am einfachsten kann man die Veränderlichkeit messen, indem man den Unterschied zwischen dem größten und dem kleinsten Wert der Gesamtheit, die sogenannte *Variationsbreite*, berechnet. Dieses Streuungsmaß ist indessen nicht sehr zweckmäßig, da es nur auf dem kleinsten und dem größten Wert beruht und daher Zufälligkeiten stark ausgesetzt ist.

Ein Streuungsmaß, das diesen Nachteil nicht aufweist, ist die *durchschnitt-*

liche Abweichung δ, zu deren Berechnung alle Einzelwerte der Gesamtheit benützt werden, und zwar nach der Formel

$$\delta = \frac{1}{N} \mathop{S}_{i=1}^{N} |x_i - m|.$$

m stellt dabei einen der üblichen Mittelwerte (Medianwert oder Durchschnitt) dar.

Etwas mehr Rechenarbeit erfordert die *mittlere quadratische Abweichung s*, für welche folgende Formel gilt:

$$s^2 = \frac{1}{N-1} \mathop{S}_{i=1}^{N} (x_i - \overline{x})^2. \tag{1}$$

Obschon die durchschnittliche Abweichung δ einfacher zu berechnen ist als die mittlere quadratische Abweichung s, geben wir doch der letzteren den Vorzug; warum, wurde im Abschnitt 023 der Einleitung erörtert.

Oft begnügt man sich damit, s^2 zu bestimmen und verzichtet darauf, die Wurzel zu ziehen, um s auszurechnen. Die Größe s^2 wird etwa auch mit v bezeichnet und kurzweg die *Streuung* genannt. Wir werden sowohl s^2 wie s als Streuung bezeichnen, da jeweilen eine Verwechslung kaum möglich ist.

Nach der Formel (1) dividieren wir die Summe der Quadrate der Abweichungen der Einzelwerte vom Durchschnitt durch $N-1$. Die Streuung wird in vielen Lehrbüchern der Statistik so festgelegt, daß im Nenner N steht. Die Wahl von $N-1$ statt N wird im Abschnitt 320 gerechtfertigt.

Die Streuung s^2 wird sozusagen nie nach (1) berechnet. Weit besser eignet sich die folgende Formel, die aus (1) leicht hergeleitet werden kann:

$$s^2 = \frac{1}{N-1} \left(\mathop{S}_{i=1}^{N} x_i^2 - \overline{x} \mathop{S}_{i=1}^{N} x_i \right). \tag{1a}$$

Beispiel 4. Gewinn an Schlaf durch zwei Schlafmittel («STUDENT»).

| Patient | Zusätzlicher Schlaf in Stunden | | |
| | Schlafmittel | | Unterschied |
	A	B	B—A
1	+0,7	+1,9	+1,2
2	−1,6	+0,8	+2,4
3	−0,2	+1,1	+1,3
4	−1,2	+0,1	+1,3
5	−0,1	−0,1	0,0
6	+3,4	+4,4	+1,0
7	+3,7	+5,5	+1,8
8	+0,8	+1,6	+0,8
9	0,0	+4,6	+4,6
10	+2,0	+3,4	+1,4

Die Zahlen der letzten Spalte sind die Einzelwerte x_i, deren Streuung wir wie folgt berechnen:

x_i	x_i^2
1,2	1,44
2,4	5,76
1,3	1,69
1,3	1,69
0,0	0,00
1,0	1,00
1,8	3,24
0,8	0,64
4,6	21,16
1,4	1,96
S 15,8	38,58

$$\overline{x} = \frac{15,8}{10} = 1,58$$

$$s^2 = \frac{1}{9}\,(38,58 - 1,58 \cdot 15,8)$$

$$s^2 = 1,51 \qquad s = 1,23\,.$$

Sind die Einzelwerte in M Klassen eingereiht, wobei x_j die Klassenmitte der j.Klasse und f_j die Zahl der Einzelwerte in dieser Klasse bedeuten, so wird

$$s^2 = \frac{1}{N-1}\,\mathop{S}_{j=1}^{M} f_j\,(x_j - \overline{x})^2\,. \tag{2}$$

Ähnlich wie bei der Formel (1) finden wir auch für (2) eine für das Ausrechnen passendere Form:

$$s^2 = \frac{1}{N-1}\left(\mathop{S}_{j=1}^{M} f_j\,x_j^2 - \overline{x}\,\mathop{S}_{j=1}^{M} f_j\,x_j\right). \tag{2a}$$

Wenn wir es mit großen Werten x_j zu tun haben, erleichtert ein vorläufiger Durchschnitt das Ausrechnen erheblich. Aus (2) finden wir die Formel für s^2 mit einem vorläufigen Durchschnitt D, indem wir in der Klammer zunächst D subtrahieren und dann wieder addieren.

$$s^2 = \frac{1}{N-1}\,\mathop{S}_{=1}^{M} f_j\,[(x_j - D) - (\overline{x} - D)]^2\,.$$

Daraus erhält man

$$s^2 = \frac{1}{N-1}\left[\mathop{S}_{j=1}^{M} f_j\,(x_j - D)^2 - (\overline{x} - D)\,\mathop{S}_{j=1}^{M} f_j\,(x_j - D)\right]. \tag{3}$$

Beispiel 5. Radioaktivität von Polonium (RUTHERFORD und GEIGER).

x_j = Szintillationen in je 7,5 sec;
f_j = Zahl der Versuche mit x_j Szintillationen;
N = Gesamtzahl der Versuche ($= 792$).

x_j	$x_j - D$	f_j	$f_j(x_j - D)$	$f_j (x_j - D)^2$
0	-4	15	$-\ 60$	240
1	-3	56	-168	504
2	-2	106	-212	424
3	-1	152	$-152\ \ -592$	152
$D = 4$	0	170	0	0
5	1	122	122	122
6	2	88	176	352
7	3	50	150	450
8	4	17	68	272
9	5	12	60	300
10	6	3	18	108
11	7	0	0	0
12	8	0	0	0
13	9	1	$9\ \ +603$	81
S		792	$+\ 11$	3005

Nach Formel (3) in Abschnitt 11 wird

$$\overline{x} = 4 + \frac{11}{792} = 4{,}014.$$

Entsprechend der Formel (3) dieses Abschnitts hat man

$$s^2 = \frac{1}{791}\,(3005 - 0{,}014 \cdot 11)\,.$$

$$s^2 = 3{,}799\,, \qquad s = 1{,}95\,.$$

Schließlich erwähnen wir noch die Formel für die Streuung, die sich ergibt, wenn die Klassenbreite k beträgt. Wie auf Seite 22 ausgeführt wurde, erhalten wir dann

$$x_j = D + k z_j$$

oder

$$x_j - D = k z_j$$

und daher statt der Formel (3)

$$s^2 = \frac{k^2}{N-1} \left[\overset{M}{\underset{j=1}{S}} f_j z_j^2 - \overline{z}\, \overset{M}{\underset{j=1}{S}} f_j z_j \right], \tag{4}$$

wobei

$$N \overline{z} = \overset{M}{\underset{j=1}{S}} f_j z_j.$$

Das gleiche Beispiel wie auf Seite 23 veranschaulicht den Gang der Rechnung.

Beispiel 6. Dicke des Splints von Telephonstangen (SHEWHART).

x_j = Dicke des Splints, Klassenmitte in inches;
f_j = Zahl der Stangen in der Klasse mit Mitte x_j;
k = Klassenbreite ($= 0,3$ in.);
N = Zahl der Bohrungen ($= 1370$).

x_j	z_j	f_j	$f_j z_j$	$f_j z_j^2$
1,0	-6	2	-12	72
1,3	-5	29	-145	725
1,6	-4	62	-248	992
1,9	-3	106	-318	954
2,2	-2	153	-306	612
2,5	-1	186	-186 -1215	186
$D = 2,8$	0	193	0	0
3,1	1	188	188	188
3,4	2	151	302	604
3,7	3	123	369	1 107
4,0	4	82	328	1 312
4,3	5	48	240	1 200
4,6	6	27	162	972
4,9	7	14	98	686
5,2	8	5	40	320
5,5	9	1	9 $+1736$	81
	S	1 370	$+$ 521	10 011

$$s^2 = \frac{0,3^2}{1369}\left(10011 - \frac{521}{1370}\,521\right),$$

$$s^2 = 0,645 \qquad s = 0,803.$$

13 Abhängigkeitsmaße

Sofern wir es nur mit einer einzigen Veränderlichen zu tun haben, sind der Durchschnitt und die Streuung die wichtigsten Maßzahlen, die in der Mehrzahl der Fälle genügen, um eine statistische Gesamtheit zu kennzeichnen. Liegt dagegen eine Gesamtheit von zwei oder mehr Veränderlichen vor, so entsteht die Aufgabe, auch die gegenseitige Abhängigkeit der verschiedenen Veränderlichen zu messen.

Wir beschränken uns hier auf den Fall von *zwei* Veränderlichen und erörtern zunächst die sogenannte *Regressionsgleichung*, die uns zeigt, wie sich die Zunahme der einen Veränderlichen auf die andere Veränderliche auswirkt.

131 Regression

Die Grundbegriffe der Regression erläutern wir an einem Beispiel.

Beispiel 7. Abhängigkeit des Bremsweges von Automobilen von der Fahrgeschwindigkeit (EZEKIEL). Messungen an verschiedenen Automobilen und Fahrern.

x_i = Geschwindigkeit (miles/Stunde) y_i = Bremsweg (feet)

x_i	y_i	x_i	y_i	x_i	y_i	x_i	y_i
4	2	18	56	24	93	16	40
7	4	22	66	14	26	14	60
17	50	18	84	12	28	20	52
14	36	8	16	9	10	24	120
12	20	4	10	10	34	24	92
11	28	12	14	15	20	17	32
20	48	20	56	24	70	13	34
15	54	23	54	25	85	11	17
17	40	18	76	20	64	13	46
13	34	12	24	19	36	14	80
15	26	16	32	13	26	20	32
19	68	18	42	10	18		
10	26	19	46	7	22		

Einen ersten Überblick verschaffen wir uns durch eine Zeichnung.

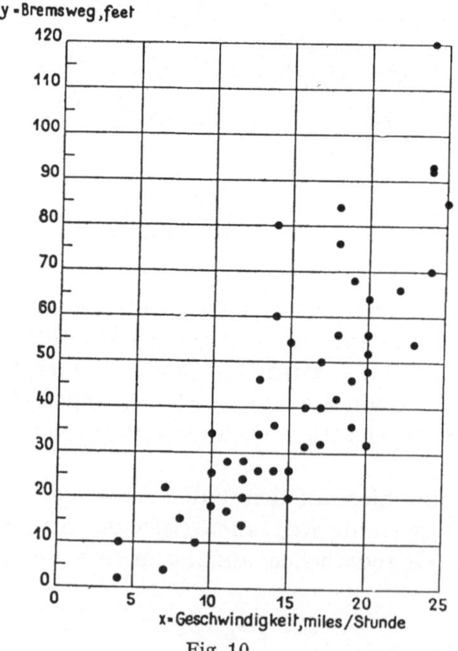

Fig. 10

Abhängigkeit zwischen Fahrgeschwindigkeit und Bremsweg

Jeder Punkt stellt das Ergebnis einer Beobachtung dar, nämlich die Geschwindigkeit und den zugehörigen Bremsweg. Die Figur lehrt zweierlei. Erstens: Mit steigender Geschwindigkeit nimmt im großen und ganzen auch der Bremsweg zu. Zweitens: Es besteht keine strenge Abhängigkeit des Bremsweges von der Geschwindigkeit, was weiter nicht zu verwundern ist, da es sich um verschiedene Wagentypen mit verschieden gut wirkenden Bremsen, ungleich rasch reagierenden und ungleich kräftigen Fahrern handelt.

Man könnte die Streuung des Bremsweges bei gleicher Geschwindigkeit als störend empfinden und versuchen, ein «einheitlicheres» Zahlenbild zu erhalten, indem man 50 Versuche mit einem einzigen Automobil und immer mit dem gleichen Fahrer anstellen würde. Möglicherweise würde dadurch die Streuung der Bremswege bei gleicher Geschwindigkeit etwas vermindert; dem steht als entschiedener Nachteil gegenüber, daß dann die Zahlenwerte nur noch etwas über dieses eine Fahrzeug und diesen einen Fahrer aussagen würden. Was aber gesucht wird, ist die allgemeine Beziehung zwischen Geschwindigkeit und Bremsweg, und darüber können nur mit verschiedenen Fahrern und Fahrzeugen gewonnene Zahlen Aufschluß geben. Die Streuungen der Bremswege bei gleicher Geschwindigkeit sind nicht störend, sie liegen vielmehr im Wesen der Sache.

Um trotz dieser Streuung zu einer einfachen Beziehung zwischen Bremsweg und Geschwindigkeit zu gelangen, bleibt nur der Weg offen, eine Linie zu führen, die den allgemeinen Verlauf des Punkteschwarms der Figur 10 möglichst gut wiedergibt.

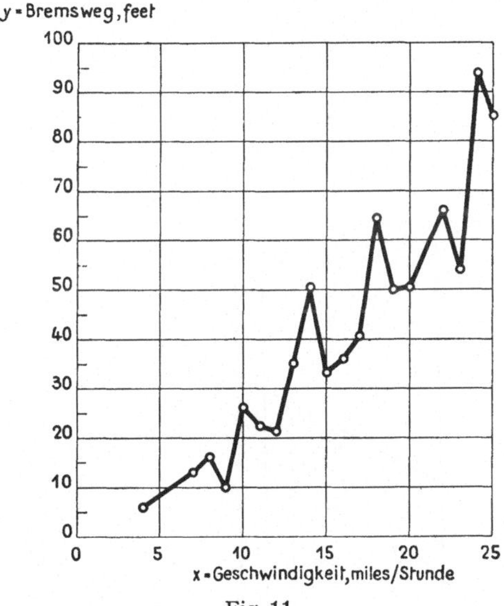

Fig. 11

Durchschnittlicher Bremsweg in Klassen der Fahrgeschwindigkeit

Dies scheint man am besten erreichen zu können, wenn man zu jeder Geschwindigkeit den durchschnittlichen Bremsweg berechnet und die so erhaltenen Punkte miteinander verbindet. Das Ergebnis zeigt die Figur 11.

Der gebrochene Verlauf dieser Linie stört; es ist nicht einzusehen, weshalb mit größerer Geschwindigkeit ab und zu der Bremsweg kleiner werden sollte. Man wird daher danach trachten müssen, den erhaltenen Linienzug durch einen solchen zu ersetzen, der stetig verläuft. Entweder genügt eine Gerade, wir sprechen dann von *linearer Regression*, oder wir sind genötigt, irgendeine stetige Kurve dem oben gezeichneten Streckenzug anzupassen — *nichtlineare Regression*.

Ob die lineare Regression am Platze ist, oder ob eine gekrümmte Regressionskurve benützt werden muß, kann nach dem im Abschnitt 233 beschriebenen Prüfverfahren entschieden werden.

In diesem Abschnitt besprechen wir vorerst die lineare Regression; auf die nichtlineare kommen wir im Abschnitt 134 zurück.

Die Gleichung der Regressionsgeraden sei

$$Y = a + b\,(x - \overline{x})\,. \tag{1}$$

Es handelt sich nun darum, die Werte von a und b so zu bestimmen, daß die Punkte in der Figur 10 möglichst wenig um die Regressionsgerade streuen.

Der Punkt mit der Abszisse $\overline{x}$ und der Ordinate $\overline{y}$ ist der Schwerpunkt des Punkteschwarmes; wir legen die Gerade durch diesen Punkt. Infolgedessen wird[1])

$$a = \overline{y} \tag{2}$$

und für die vorige Gleichung erhalten wir

$$Y = \overline{y} + b\,(x - \overline{x})\,.$$

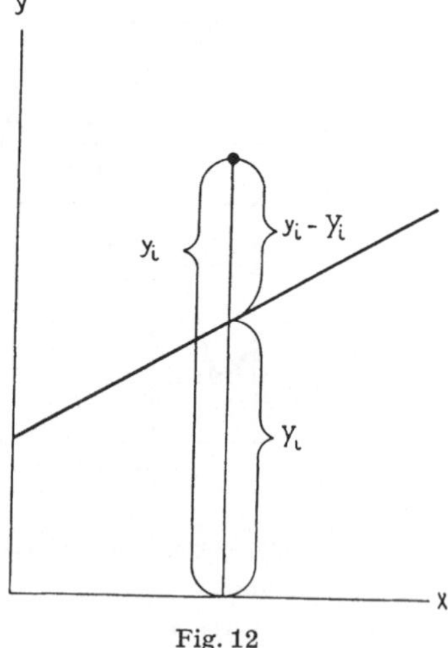

Fig. 12

Wir bestimmen nun die Neigung der Regressionsgeraden so, daß wir die Summe aller Ausdrücke

$$(y_i - Y_i)^2$$

zu einem Minimum machen.

Wir erhalten

$$\mathop{S}_{i=1}^{N} (y_i - Y_i)^2 = \mathop{S}_{i=1}^{N} [y_i - \overline{y} - b(x_i - \overline{x})]^2 =$$

$$= \mathop{S}_{i=1}^{N} (y_i - \overline{y})^2 + b^2 \mathop{S}_{i=1}^{N} (x_i - \overline{x})^2 - 2b \mathop{S}_{i=1}^{N} (x_i - \overline{x})(y_i - \overline{y}) .$$

Um für diesen Ausdruck das Minimum zu erhalten, setzen wir die Ableitung nach b gleich Null.

$$\frac{d}{db} \left[\mathop{S}_{i=1}^{N} (y_i - Y_i)^2 \right] = 0 .$$

Wofür man erhält

$$-2 \mathop{S}_{i=1}^{N} (x_i - \overline{x})(y_i - \overline{y}) + 2b \mathop{S}_{i=1}^{N} (x_i - \overline{x})^2 = 0 .$$

Daraus ergibt sich

$$b = \frac{\mathop{S}_{i=1}^{N} (x_i - \overline{x})(y_i - \overline{y})}{\mathop{S}_{i=1}^{N} (x_i - \overline{x})^2} . \tag{3}$$

b heißt der *Regressionskoeffizient*. An Stelle von (3) können wir b auch nach der folgenden Formel berechnen:

$$b = \frac{\mathop{S}_{i=1}^{N} x_i y_i - \overline{x} \mathop{S}_{i=1}^{N} y_i}{\mathop{S}_{i=1}^{N} x_i^2 - \overline{x} \mathop{S}_{i=1}^{N} x_i} . \tag{4}$$

Wie für die Streuung s können wir auch für den Regressionskoeffizienten b Formeln ableiten, die angewandt werden, sofern die Werte x_i und y_i in Klassen zusammengefaßt sind usw. Die betreffenden Formeln sind im Abschnitt 133 zusammengestellt (siehe auch 231.2).

Zum Berechnen des Regressionskoeffizienten b erhalten wir im Beispiel der Abhängigkeit zwischen Geschwindigkeit und Bremsweg nachfolgendes Schema.

x_i	y_i	x_i^2	$x_i y_i$	x_i	y_i	x_i^2	$x_j y_j$
4	2	16	8	24	93	576	2 232
7	4	49	28	14	26	196	364
17	50	289	850	12	28	144	336
14	36	196	504	9	10	81	90
12	20	144	240	10	34	100	340
11	28	121	308	15	20	225	300
20	48	400	960	24	70	576	1 680
15	54	225	810	25	85	625	2 125
17	40	289	680	20	64	400	1 280
13	34	169	442	19	36	361	684
15	26	225	390	13	26	169	338
19	68	361	1 292	10	18	100	180
10	26	100	260	7	22	49	154
18	56	324	1 008	16	40	256	640
22	66	484	1 452	14	60	196	840
18	84	324	1 512	20	52	400	1 040
8	16	64	128	24	120	576	2 880
4	10	16	40	24	92	576	2 208
12	14	144	168	17	32	289	544
20	56	400	1 120	13	34	169	442
23	54	529	1 242	11	17	121	187
18	76	324	1 368	13	46	169	598
12	24	144	288	14	80	196	1 120
16	32	256	512	20	32	400	640
18	42	324	756				
19	46	361	874	S 770	2 149	13 228	38 482

Zunächst erhalten wir

$$\overline{x} = 15{,}40; \quad \overline{y} = 42{,}98$$

und für den Regressionskoeffizienten

$$b = \frac{38\,482 - 15{,}40 \cdot 2\,149}{13\,228 - 15{,}40 \cdot 770},$$

$$b = 3{,}93.$$

Für a erhalten wir

$$a = 42{,}98.$$

Somit ergibt sich für die Gleichung der Regressionsgeraden

$$Y = 42{,}98 + 3{,}93\,(x - 15{,}40).$$

Zu beachten ist, daß diese Gleichung nur im Bereich von $x = 4$ bis $x = 25$ gilt.

Der Regressionskoeffizient b gibt an, um wieviel y im Durchschnitt zunimmt, wenn x um 1 wächst. Nimmt die Geschwindigkeit um 1 mile/Stunde zu, so steigt der Bremsweg durchschnittlich um 3,93 feet.

Bis hierher haben wir die Zunahme des Bremsweges in Abhängigkeit von der Geschwindigkeit betrachtet. Umgekehrt kann es aber auch einen Sinn haben, aus dem Bremsweg auf die Geschwindigkeit zu schließen. Das führt auf die Gleichung

$$X = a^* + b^* (y - \overline{y})$$

wobei

$$b^* = \frac{\overset{N}{\underset{i=1}{S}} x_i y_i - \overline{x} \overset{N}{\underset{i=1}{S}} y_i}{\overset{N}{\underset{i=1}{S}} y_i{}^2 - \overline{y} \overset{N}{\underset{i=1}{S}} y_i}$$

und $a^* = \overline{x}$. Für b^* ergibt sich

$$b^* = 0{,}17$$

und somit

$$X = 15{,}40 + 0{,}17 (y - 42{,}98) ,$$

wobei y zwischen 2 und 120 liegt. Aus dem Bremsweg läßt sich X auf Grund der obigen Gleichung bestimmen. Nimmt der Bremsweg um 1 foot zu, so steigt die zugehörige Geschwindigkeit im Durchschnitt um 0,17 miles/Stunde.

132 Korrelation

Die folgende Figur zeigt, wie die Punkte um die Regressionsgerade

$$Y = 42{,}98 + 3{,}93 (x - 15{,}40)$$

streuen.

Zu jedem Werte von x gehören im allgemeinen mehrere Punkte. Im Grenzfall können indessen alle Punkte auf der Regressionsgeraden liegen. Es besteht dann strenge lineare Abhängigkeit zwischen x und y. Zu jedem Werte von x gehört ein einziger Wert von y.

Je enger sich die Punkte um die Regressionsgerade scharen, desto schärfer ist diese bestimmt. Wir können ein *Bestimmtheitsmaß* berechnen, wenn wir bestimmen, welchen Anteil die Streuung der Punkte der Regressionsgeraden von der gesamten Streuung der Werte y_i ausmacht. Das Bestimmtheitsmaß B definieren wir demnach als

$$B = \frac{\dfrac{1}{N-1} \overset{N}{\underset{i=1}{S}} (Y_i - \overline{y})^2}{\dfrac{1}{N-1} \overset{N}{\underset{i=1}{S}} (y_i - \overline{y})^2} . \qquad (1)$$

Nun ist aber

$$Y_i - \overline{y} = b (x_i - \overline{x}) ,$$

so daß für B folgt

$$B = b^2 \, \frac{\dfrac{1}{N-1} \overset{N}{\underset{i=1}{S}} (x_i - \overline{x})^2}{\dfrac{1}{N-1} \overset{N}{\underset{i=1}{S}} (y_i - \overline{y})^2} \, .$$

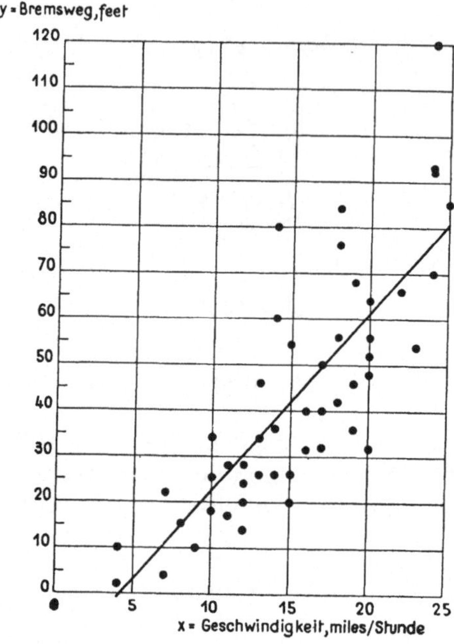

Fig. 13

Bremsweg in Abhängigkeit von der Fahrgeschwindigkeit

Anderseits haben wir für b

$$b = \frac{\dfrac{1}{N-1} \overset{N}{\underset{i=1}{S}} (x_i - \overline{x})(y_i - \overline{y})}{\dfrac{1}{N-1} \overset{N}{\underset{i=1}{S}} (x_i - \overline{x})^2} \, .$$

Demnach erhalten wir

$$B = \frac{\left[\dfrac{1}{N-1} \overset{N}{\underset{i=1}{S}} (x_i - \overline{x})(y_i - \overline{y}) \right]^2}{\dfrac{1}{N-1} \overset{N}{\underset{i=1}{S}} (x_i - \overline{x})^2 \cdot \dfrac{1}{N-1} \overset{N}{\underset{i=1}{S}} (y_i - \overline{y})^2} \, . \tag{2}$$

Die Ausdrücke in (2) bezeichnen wir abkürzend wie folgt:

$$s_{xy} = \frac{1}{N-1} \overset{N}{\underset{i=1}{S}} (x_i - \overline{x})(y_i - \overline{y}) \, , \tag{3}$$

wofür wir auch schreiben können

$$s_{xy} = \frac{1}{N-1} \mathop{S}_{i=1}^{N} x_i(y_i - \overline{y}) = \frac{1}{N-1} \mathop{S}_{i=1}^{N} (x_i - \overline{x}) y_i \tag{3a}$$

und

$$s_x^2 = \frac{1}{N-1} \mathop{S}_{i=1}^{N} (x_i - \overline{x})^2 \; ; \qquad s_y^2 = \frac{1}{N-1} \mathop{S}_{i=1}^{N} (y_i - \overline{y})^2 \; .$$

Mit diesen Bezeichnungen erhalten wir

$$B = \frac{s_{xy}^2}{s_x^2 \cdot s_y^2} \; . \tag{4}$$

Liegen alle Punkte auf der Regressionsgeraden, so wird der Nenner von (1) gleich dem Zähler und $B = 1$. Bei streng linearer Abhängigkeit zwischen x und y ist das Bestimmtheitsmaß gleich 1.

Sind alle Werte von Y_i gleich $\overline{y}$, besteht also keinerlei Abhängigkeit der Werte y von den x, so wird der Zähler in (1) und damit auch B gleich 0. Die Regressionsgerade, die dann parallel zur x-Achse verläuft, verliert ihre Bestimmtheit und damit ihre Bedeutung.

Da in unserem Beispiel der Abhängigkeit zwischen Bremsweg und Geschwindigkeit

$$s_{xy} = \frac{5387,4}{49}, \qquad s_x^2 = \frac{1370}{49}, \qquad s_y^2 = \frac{32\,538,98}{49},$$

wird

$$B = 0,65 \; .$$

Das Bestimmtheitsmaß gibt an, welcher Anteil der Streuung von y sich aus der Veränderung von x erklären läßt.

Da die Formel für B in x und y symmetrisch ist, gibt das Bestimmtheitsmaß auch an, welcher Anteil der Streuung von x sich aus der Veränderung von y erklären läßt.

In unserem Beispiel lassen sich 65% der Streuung des Bremsweges aus Veränderungen der Geschwindigkeit durch lineare Regression erklären.

Als Maß der Bestimmtheit der Abhängigkeit zwischen zwei Größen ist der sogenannte *Korrelationskoeffizient r* bekannter als das Bestimmtheitsmaß. Der Zusammenhang zwischen den beiden Größen ist

$$r = \sqrt{B} \; ,$$

so daß demnach

$$r = \frac{s_{xy}}{s_x \cdot s_y} \; . \tag{5}$$

Daß der Korrelationskoeffizient stärker verbreitet ist als das Bestimmtheitsmaß, hat vor allem historische Gründe; das Bestimmtheitsmaß hat den Vorzug der einleuchtenden Deutung, während der Korrelationskoeffizient sich für das Prüfen (siehe Abschnitt 232) aus mathematischen Gründen besser eignet.

133 *Beziehungen zwischen Abhängigkeitsmaßen und Rechenformeln*

Aus der Formel (3) des Abschnitts 131 und den Definitionsformeln (3) und (3a) von 132 erhalten wir

$$b = \frac{s_{xy}}{s_x^2}, \qquad b^* = \frac{s_{xy}}{s_y^2}.$$

Da aber

$$B = \frac{s_{xy}^2}{s_x^2 \cdot s_y^2},$$

haben wir auch

$$B = b \cdot b^* \tag{1a}$$

und daher

$$r = \sqrt{b \cdot b^*}. \tag{1b}$$

Das Bestimmtheitsmaß ist gleich dem Produkt der Regressionskoeffizienten, der Korrelationskoeffizient gleich dem geometrischen Mittel aus den Regressionskoeffizienten.

Für b können wir auch schreiben

$$b = \frac{s_{xy}}{s_x \cdot s_y} \cdot \frac{s_y}{s_x}$$

oder

$$b = r \cdot \frac{s_y}{s_x} \tag{2a}$$

und

$$b^* = r \cdot \frac{s_x}{s_y}. \tag{2b}$$

Die Regressionskoeffizienten lassen sich aus dem Korrelationskoeffizienten und den Streuungen s_x^2 und s_y^2 berechnen. Umgekehrt gilt für den Korrelationskoeffizienten

$$r = b \cdot \frac{s_x}{s_y} = b^* \cdot \frac{s_y}{s_x}. \tag{3}$$

Da s_x und s_y beide positiv sind, b und b^* dagegen positiv oder negativ sein können (und zwar beide gleichzeitig positiv oder negativ, da ihr Vorzeichen von s_{xy} abhängt), wird r positiv oder negativ, je nachdem b und b^* positiv oder negativ sind.

Das Bestimmtheitsmaß B kann Werte von Null bis 1 annehmen, der Korrelationskoeffizient somit solche von -1 bis $+1$.

Ist $r = +1$, so liegt vollständige lineare Abhängigkeit vor, und y nimmt mit wachsendem x zu. Ist dagegen $r = -1$, so liegt wiederum vollständige lineare Abhängigkeit vor, dabei nehmen aber mit wachsendem x die Werte von y ab.

Um die Regressionskoeffizienten b und b^*, das Bestimmtheitsmaß B oder den Korrelationskoeffizienten r zu ermitteln, sind s_x, s_y und s_{xy} zu berechnen. Die verschiedenen Formeln für s_x und s_y sind im Abschnitt 12 zu finden. Für s_{xy} stellen wir hier noch die entsprechenden Rechenformeln zusammen.

Nach der Formel (3) des Abschnitts 132 ist

$$s_{xy} = \frac{1}{N-1} \overset{N}{\underset{i=1}{S}} (x_i - \overline{x})(y_i - \overline{y})\,.$$

Daraus findet man leicht

$$s_{xy} = \frac{1}{N-1} \left(\overset{N}{\underset{i=1}{S}} x_i y_i - \overline{x} \overset{N}{\underset{i=1}{S}} y_i \right). \tag{4}$$

Sind die Werte von x_i und y_i groß, so empfiehlt es sich, vorläufige Durchschnitte D_x und D_y einzuführen. Wir schreiben dann s_{xy} in der Form

$$s_{xy} = \frac{1}{N-1} \overset{N}{\underset{i=1}{S}} \left[(x_i - D_x) - (\overline{x} - D_x)\right]\left[(y_i - D_y) - (\overline{y} - D_y)\right].$$

Daraus gewinnen wir

$$s_{xy} = \frac{1}{N-1} \left[\overset{N}{\underset{i=1}{S}} (x_i - D_x)(y_i - D_y) - (\overline{x} - D_x) \overset{N}{\underset{i=1}{S}} (y_i - D_y) \right]. \tag{5}$$

Liegen schließlich die Zahlen in Form einer Tafel vor, bei der sowohl die x_i wie die y_i nach Klassen zusammengefaßt sind, so gehen wir wie folgt vor.

Mit x_j und y_l bezeichnen wir die Klassenmitten. Die Zahl der Klassen sei M_x und M_y, die Gesamtzahl der Beobachtungen N. Die Klassenbreiten seien k_x und k_y. Die Häufigkeit in dem Feld, dessen Mitten x_j und y_l sind, sei f_{jl}.

Gehen wir aus von der Formel

$$s_{xy} = \overset{M_x}{\underset{j=1}{S}} \overset{M_y}{\underset{l=1}{S}} f_{jl}\left[(x_j - D_x) - (\overline{x} - D_x)\right]\left[(y_l - D_y) - (\overline{y} - D_y)\right]$$

und setzen

$$x_j - D_x = k_x \cdot z_j\,,$$

$$y_l - D_y = k_y \cdot w_l$$

sowie

$$\overset{M_x}{\underset{j=1}{S}} f_{jl} = f_{\cdot l}\,, \qquad \overset{M_y}{\underset{l=1}{S}} f_{jl} = f_{j\cdot}\,,$$

$$\overset{M_x}{\underset{j=1}{S}} f_{j\cdot} = \overset{M_y}{\underset{l=1}{S}} f_{\cdot l} = N\,,$$

dann erhalten wir

$$s_{xy} = \frac{k_x \cdot k_y}{N-1} \left(\overset{M_x}{\underset{j=1}{S}} \overset{M_y}{\underset{l=1}{S}} f_{jl} z_j w_l - \overline{z} \overset{M_y}{\underset{l=1}{S}} f_{\cdot l} \cdot w_l \right), \tag{6}$$

$$\text{wobei} \quad N\overline{z} = \overset{M_x}{\underset{j=1}{S}} f_{j\cdot} z_j\,.$$

Beispiel 8. Abhängigkeit zwischen Körperhöhe und Körpergewicht bei 15-jährigen Schülern des Städtischen Gymnasiums in Bern (BALLMER).

$y_l =$ Körpergewicht kg	$x_j =$ Körperhöhe, cm											
	147,5	149,5	151,5	153,5	155,5	157,5	159,5	161,5	163,5	165,5	167,5	169,5
34,5	...	^{81} 1	^{72} 1	...	...	...	...	...	...	...	...	...
36,5	...	...	...	...	...	^{40} 1	...	...	...	...	...	...
38,5	...	...	^{56} 2	...	...	^{35} 2	^{28} 1	^{21} 1	...	...	...	...
40,5	^{60} 1	...	^{48} 1	...	...	...	^{24} 1	...	...	...	...	...
42,5	^{50} 1	...	...	^{35} 1	^{30} 1	^{25} 2	^{20} 4	...	...	...	...	...
44,5	...	...	^{32} 1	...	^{24} 2	^{20} 1	...	^{12} 2	...	...	...	...
46,5	...	...	...	...	^{18} 1	^{15} 5	^{12} 1	^{9} 3	^{6} 5	^{3} 3	^{0} 3	$^{-3}$ 2
48,5	...	...	...	...	...	^{10} 1	...	^{6} 3	...	...	^{0} 6	$^{-2}$ 3
50,5	...	...	...	...	...	...	^{4} 2	^{3} 5	^{2} 1	^{1} 4	^{0} 4	$^{-1}$ 4
52,5	...	...	...	...	...	...	...	^{0} 1	^{0} 4	^{0} 4	^{0} 6	^{0} 3
54,5	...	...	...	...	...	...	...	$^{-3}$ 1	$^{-2}$ 1	$^{-1}$ 1	^{0} 4	^{1} 6
56,5	...	...	...	...	...	...	...	...	...	$^{-2}$ 2	^{0} 2	^{2} 3
58,5	...	...	...	...	...	...	...	...	...	...	^{0} 2	^{3} 4
60,5	...	...	...	...	...	...	...	...	...	...	^{0} 2	^{4} 1
62,5	...	...	...	...	...	...	...	...	...	...	...	^{5} 2
64,5	...	...	...	...	...	...	...	...	...	...	...	...
66,5	...	...	...	...	...	...	...	...	...	...	...	^{7} 1
68,5	...	...	...	...	...	...	...	...	...	...	...	...
70,5	...	...	...	...	...	...	...	...	...	...	...	...
72,5	...	...	...	...	...	...	...	...	...	...	...	...
74,5	...	...	...	...	...	...	...	...	...	...	...	...
76,5	...	...	...	...	...	...	...	...	...	...	...	...
$f_j.$	2	1	5	1	4	12	9	16	11	14	29	29
z_j	-10	-9	-8	-7	-6	-5	-4	-3	-2	-1	0	1
z_j^2	100	81	64	49	36	25	16	9	4	1	0	1

| x_j = Körperhöhe, cm | | | | | | | | | | $f \cdot l$ | w_l | w_l^2 |
171,5	173,5	175,5	177,5	179,5	181,5	183,5	185,5	187,5	189,5			
...	...	...	...	...	...	...	...	...	...	2	-9	81
...	...	...	...	...	...	...	...	...	...	1	-8	64
...	...	...	...	...	...	...	...	...	...	6	-7	49
...	...	...	...	...	...	...	...	...	...	3	-6	36
...	...	...	...	...	...	...	...	...	...	9	-5	25
...	...	...	...	...	...	...	...	...	...	6	-4	16
...	...	...	...	...	...	...	...	...	...	23	-3	9
$^{-4}$ 1	$^{-6}$ 1	...	...	...	...	...	...	...	...	15	-2	4
$^{-2}$ 2	$^{-3}$ 2	$^{-4}$ 1	...	...	...	...	...	...	...	25	-1	1
^{0} 4	^{0} 5	...	^{0} 1	...	...	...	...	...	...	28	0	0
^{2} 2	^{3} 3	^{4} 3	...	^{6} 1	...	...	...	...	...	22	1	1
^{4} 2	^{6} 4	^{8} 3	^{10} 1	...	...	...	...	...	...	17	2	4
^{6} 4	^{9} 1	^{12} 1	^{15} 6	...	^{21} 1	^{24} 1	...	...	...	20	3	9
^{8} 2	^{12} 2	^{16} 5	^{20} 1	^{24} 1	^{28} 2	...	...	...	...	16	4	16
^{10} 1	...	^{20} 2	^{25} 1	^{30} 2	^{35} 1	...	...	...	...	9	5	25
^{12} 2	^{18} 1	...	^{30} 1	^{36} 2	...	...	...	...	...	6	6	36
^{14} 1	...	...	^{35} 2	...	...	...	...	...	...	4	7	49
...	...	^{36} 1	^{40} 1	...	...	...	...	...	...	1	8	64
...	...	...	...	...	...	^{72} 1	...	...	...	2	9	81
...	...	...	...	...	...	...	...	...	^{110} 1	1	10	100
...	...	...	...	...	...	^{88} 1	...	...	...	1	11	121
...	...	...	...	...	...	...	^{108} 1	...	...	1	12	144
21	19	16	14	6	4	3	1	—	1	218		
2	3	4	5	6	7	8	9	10	11			
4	9	16	25	36	49	64	81	100	121			

Aus der Tafel (S. 38/39) ist ersichtlich, wie sich die verschiedenen Größen zweckmäßig berechnen lassen. Die Werte von z_j, w_l, z_j^2, w_l^2 und $z_j w_l$ schreiben wir am besten ebenfalls in die Tafel ein. Man erhält

$$\overline{x} = 168{,}326 \qquad \overline{x} - D_x = 0{,}826 \qquad k_x = 2$$

$$\overline{y} = 53{,}134 \qquad \overline{y} - D_y = 0{,}633 \qquad k_y = 2$$

$$S_j z_j f_{j\cdot} = 90 \qquad S_j z_j^2 f_{j\cdot} = 3136$$

$$S_l w_l f_{\cdot l} = 69 \qquad S_l w_l^2 f_{\cdot l} = 2995 \qquad S S_l f_{jl} z_j w_l = 2497$$

und weiter

$$s_x = 7{,}512 \qquad s_y = 7{,}376 \qquad s_{xy} = 45{,}502$$

$$B = 0{,}674 \qquad r = 0{,}821$$

$$b = 0{,}806 \qquad b^* = 0{,}836 \, .$$

Das Körpergewicht nimmt demnach durchschnittlich um 0,806 kg zu, wenn die Körperhöhe um 1 cm größer ist. Die Veränderung des Körpergewichtes läßt sich zu 67,4% aus der Veränderung der Körpergröße erklären.

134 Nichtlineare und Mehrfachkorrelation

Das in den Abschnitten 131 bis 133 erörterte Verfahren der linearen Korrelation kann nach zwei Richtungen verallgemeinert werden.

Die Beziehung zwischen x und y kann manchmal nicht mehr als linear betrachtet werden; statt der linearen Gleichung

$$Y = a + b\,(x - \overline{x})$$

haben wir dann vielleicht eine quadratische Gleichung

$$Y = a + b\,x + c\,x^2$$

oder irgendeine andere *nichtlineare* Beziehung. In der Regel beschränkt man sich auf Beziehungen von der Art

$$Y = a + b\,x + c\,x^2 + d\,x^3 + \ldots$$

In derartigen Fällen können die Werte von a, b, c, d usw. ohne Schwierigkeit berechnet werden; wir verweisen auf R. A. FISHER's «Statistical Methods for Research Workers». Der Begriff des Bestimmtheitsmaßes läßt sich auch bei nichtlinearer Korrelation anwenden. Im Abschnitt 233 sind die Verfahren dargestellt, die uns zu entscheiden gestatten, wann die lineare Regression zu verwenden ist und wann nicht.

Die zweite Erweiterung besteht darin, daß wir y nicht nur in Abhängigkeit von einer einzigen Veränderlichen x betrachten, sondern in Abhängigkeit von mehreren Veränderlichen x_1, x_2, x_3, ... Dies führt auf Regressionsgleichungen der Form

$$Y = a + b_1 x_1 + b_2 x_2 + \ldots$$

Auch für diese Verfahren verweisen wir auf das Buch von R. A. FISHER.

135 Qualitative Merkmale

In den Abschnitten 131 bis 134 hatten wir es stets mit Veränderlichen x und y zu tun, die verschiedene Werte annehmen konnten. Auch wenn nicht quantitative Merkmale vorliegen, sondern bloß qualitative, behält die Frage nach der Abhängigkeit zwischen den Veränderlichen ihren Sinn.

Eine Tafel mit vier Feldern liefert uns ein einfaches Beispiel, an dem wir die Abhängigkeit zweier Veränderlicher mit qualitativen Merkmalen untersuchen können.

Veränderliche y	Veränderliche x		S
	Merkmal 1	Merkmal 2	
Merkmal 1	a	b	$a+b$
Merkmal 2	c	d	$c+d$
S	$a+c$	$b+d$	$a+b+c+d=N$

Wir beschränken uns darauf, festzustellen, ob eine Abhängigkeit zwischen den beiden Veränderlichen bestehe oder nicht; dagegen verzichten wir darauf, ein Maß für die Größe dieser Abhängigkeit einzuführen und zu berechnen.

Die Veränderliche y ist von der Veränderlichen x unabhängig, wenn die Verhältnisse $\dfrac{a}{a+c}$ und $\dfrac{b}{b+d}$ einander gleich sind. Wenn y von x unabhängig ist, besteht auch Unabhängigkeit von x gegenüber y.

Beispiel 9. Einfluß zweier verschiedener Behandlungen auf die Milbenkrankheit der Bienen (MORGENTHALER).

Ein Bienenvolk wurde einmal ohne Erfolg mit Chloropikrin und später mit Frow behandelt. Das Verhältnis zwischen gesunden und kranken Bienen gestaltete sich nach den beiden Behandlungen folgendermaßen:

Befund	Behandlung mit		S
	Chloropikrin	Frow	
gesund	177	304	481
krank	63	7	70
S	240	311	551

Die Behandlung mit Frow war entschieden wirksam. Nach der Behandlung mit Chloropikrin waren 26%, nach der Behandlung mit Frow bloß 2% der Bienen krank.

Wenn wir uns vorstellen, die Erkrankungshäufigkeit sei von der Art der Behandlung unabhängig, so erhalten wir mit den gleichen Randzahlen wie oben die folgenden theoretischen Häufigkeiten:

Theoretische Häufigkeiten bei Unabhängigkeit

Befund	Behandlung mit		S
	Chloropikrin	Frow	
gesund	210	271	481
krank	30	40	70
S	240	311	551

Im Abschnitt 25 findet der Leser ein Prüfverfahren, das zu entscheiden gestattet, ob die Abweichung der beobachteten Zahlen von den bei Unabhängigkeit zu erwartenden zufällig oder gesichert sei.

2 STATISTISCHE PRÜFVERFAHREN

20 Allgemeines

Mit Hilfe der statistischen Verfahren bearbeiten wir *Gesamtheiten von Einzelwerten*, die aus Versuchen, Beobachtungen, statistischen Erhebungen gewonnen wurden. Den Versuch oder die Beobachtung können wir *wiederholen*; rein theoretisch betrachtet, lassen sich Versuche und Beobachtungen *unendlich oft* wiederholen. Die unendliche Gesamtheit der Ergebnisse dieser Beobachtungen oder Versuche, von denen wir annehmen, sie seien im wesentlichen unter gleichen Bedingungen zustande gekommen, nennen wir die *Grundgesamtheit*.

Die Ergebnisse von Versuchen und Beobachtungen, die wir auswerten und prüfen, betrachten wir stets als eine *Stichprobe* aus der entsprechenden Grundgesamtheit.

Wenn wir aus einer Stichprobe eine statistische Maßzahl berechnen, so sind wir uns bewußt, daß diese von der entsprechenden, aus der Grundgesamtheit berechneten Maßzahl abweichen kann. Treffen wir eine Annahme über die Häufigkeitsverteilung der Werte der Grundgesamtheit, so können wir uns ein Bild machen über die Abweichungen zwischen der aus allen denkbaren Stichproben und der aus der Grundgesamtheit berechneten statistischen Maßzahl.

Eine der Hauptaufgaben der statistischen Auswertung besteht nun darin, zu entscheiden, ob eine aus einer Stichprobe berechnete statistische Maßzahl T von der als bekannt vorausgesetzten entsprechenden Maßzahl Θ einer Grundgesamtheit nur zufällig oder wesentlich abweiche.

Setzen wir noch fest, daß unsere Stichprobe N Einzelwerte umfasse. Auch die Häufigkeitsverteilung der Werte der Grundgesamtheit sei bekannt und damit die statistische Maßzahl Θ für die Grundgesamtheit.

Aus der Grundgesamtheit mögen nun alle möglichen Stichproben von je N Werten genommen und daraus jedesmal die statistische Maßzahl T berechnet werden. Die Wahl dieser Stichproben muß aber ganz zufällig getroffen werden, damit die Werte der Grundgesamtheit in den Stichproben entsprechend ihrer Häufigkeit in der Grundgesamtheit erscheinen.

Es läßt sich nun feststellen, in wie vielen Stichproben wir einen bestimmten Wert der statistischen Maßzahl T erhalten. Wir können mit andern Worten die Häufigkeitsverteilung der statistischen Maßzahl T in allen zufällig aus der Grundgesamtheit herausgegriffenen Stichproben des Umfangs N ermitteln. Fig. 15 zeigt, wie sich der Durchschnitt von $N=4$ Werten in allen zufällig aus der in der Figur 14 dargestellten Grundgesamtheit herausgegriffenen Stichproben verteilt.

Kleine Abweichungen der aus den Stichproben berechneten Maßzahl T von der aus der Grundgesamtheit berechneten Maßzahl Θ sind am häufigsten. Große Abweichungen $|T-\Theta|$ sind selten. Wenn zwar große Abweichungen nur sehr selten vorkommen, so sind sie doch eben immer noch möglich. Von einer aus Versuchen oder Beobachtungen gewonnenen statistischen Maßzahl T muß nun entschieden werden, ob sie nur zufällig oder aber wesentlich von der als bekannt vorausgesetzten Maßzahl Θ der Grundgesamtheit abweiche. Da nun aber auch große und größte Abweichungen $|T-\Theta|$ rein zufallsmäßig entstehen können (wenn auch mit sehr kleiner Wahrscheinlichkeit!), so liegt der Entscheid, wo die «Grenze des Zufälligen» liege, in unserem Ermessen.

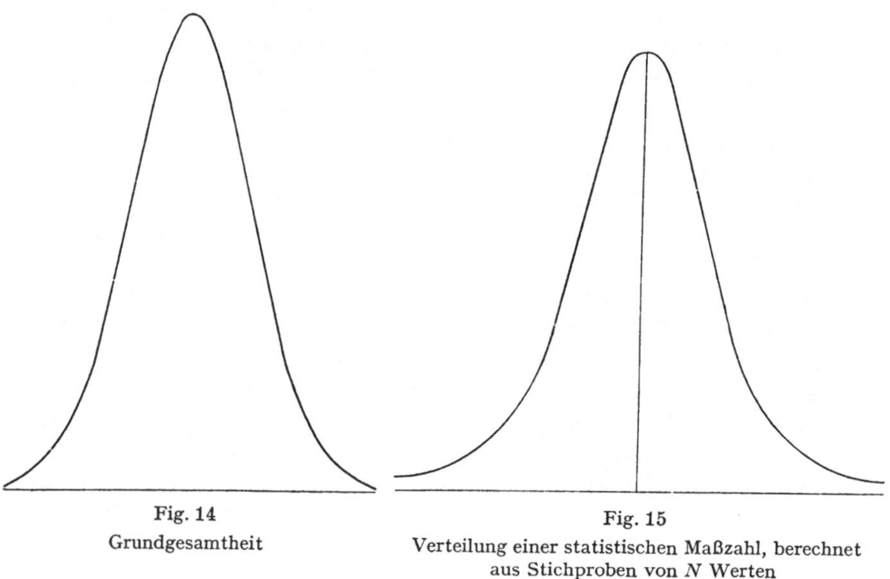

Fig. 14
Grundgesamtheit

Fig. 15
Verteilung einer statistischen Maßzahl, berechnet
aus Stichproben von N Werten

Es hat sich als zweckmäßig erwiesen, diese Grenze, die wir die *Sicherheitsschwelle* nennen wollen, so zu wählen, daß 5% beziehungsweise 1% der Stichproben größere Unterschiede zwischen T und Θ aufweisen. Zeichnen wir in der obenstehenden Figur die Sicherheitsschwellen derart ein, daß außerhalb davon 5% und 1% der Fläche zwischen x-Achse und Kurve liegen, so erhalten wir die Figur 16. Oberhalb von $T'_{0,01}$ liegt ½%, unterhalb $T''_{0,01}$ ebenfalls ½% der Gesamtfläche zwischen Kurve und x-Achse.

Liegt das aus der Stichprobe berechnete T zwischen $T''_{0,05}$ und $T'_{0,05}$, so betrachten wir den Unterschied zwischen T und Θ bloß als *zufällig*.

Falls T größer ist als $T'_{0,01}$ oder kleiner als $T''_{0,01}$, so betrachten wir den Unterschied $|T-\Theta|$ nicht mehr als zufällig, sondern als wesentlich: wir sagen, der Unterschied sei *gesichert*.

In einem von hundert Versuchen wird ein derartiger Unterschied rein zufällig zustande kommen. Somit nehmen wir in Kauf, daß wir mit der Sicherheitsschwelle $T_{0,01}$ in einem von hundert Fällen eine zufällige Abweichung fälschlicherweise als wesentlich beurteilen werden.

Liegt T zwischen $T'_{0,05}$ und $T'_{0,01}$ oder zwischen $T''_{0,01}$ und $T''_{0,05}$, so fassen wir dies als einen Hinweis auf einen wesentlichen Unterschied $|T-\Theta|$ auf. Wir behalten uns aber vor, den Befund durch weitere Versuche nachzuprüfen.

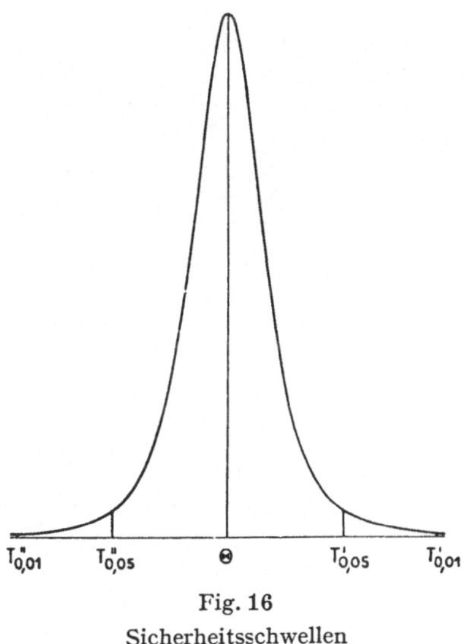

Fig. 16
Sicherheitsschwellen

Diese allgemeinen Überlegungen lassen sich nicht nur anwenden, wenn der Unterschied zwischen einer berechneten und der theoretisch zu erwartenden Maßzahl zu prüfen ist; sie gelten auch für das Prüfen des Unterschiedes zwischen einer beobachteten und der theoretisch zu erwartenden Verteilung.

In diesem Teil 2 zeigen wir, wie die statistischen Prüfverfahren angewandt werden; im Teil 3 findet der Leser die mathematische Begründung dieser Verfahren.

21 Das Prüfen von Durchschnitten

Das Prüfen von Durchschnitten gestaltet sich verschieden, je nachdem, ob der Durchschnitt aus einer kleinen oder aus einer großen Zahl von Einzelwerten berechnet wurde. Wir betrachten im Abschnitt 211 zunächst den einfacheren Fall der großen Stichproben; die kleinen Stichproben behandeln wir in 212.

In beiden Abschnitten unterscheiden wir zwei Fälle: einerseits die Abweichung eines Durchschnitts $\bar{x}$ von seinem theoretischen Wert μ, anderseits den Unterschied zwischen zwei Durchschnitten $\bar{x}'$ und $\bar{x}''$.

211 Große Stichproben

211.1 Abweichung eines Durchschnitts von seinem theoretischen Wert

Wir erläutern das Prüfverfahren an Zahlen aus den Würfelversuchen von
RUDOLF WOLF.

Beispiel 10. Ergebnis von 20000 Würfen mit einem weißen und einem roten
Würfel.

Augenzahl x_j	Häufigkeit f_j	
	Weißer Würfel	Roter Würfel
1	3 250	3 407
2	3 445	3 619
3	2 899	3 186
4	2 837	2 925
5	3 643	3 442
6	3 926	3 421
S	20 000	20 000

Für die 20000 Würfe mit dem weißen Würfel erhalten wir als Durchschnitt

$$\overline{x} = \frac{1}{N} \overset{M}{\underset{j=1}{S}} f_j x_j ,$$

$$= \frac{1}{20\,000} (1 \cdot 3\,250 + 2 \cdot 3\,445 + 3 \cdot 2\,899 + 4 \cdot 2\,837 + 5 \cdot 3\,643 + 6 \cdot 3\,926) ,$$

$$\overline{x} = 3{,}597\,80 .$$

Wir setzen voraus, der von WOLF verwendete weiße Würfel sei vollkommen
gewesen; bei unendlicher Versuchszahl wäre also jede der Augenzahlen 1 bis 6
gleich oft erschienen (Grundgesamtheit). Für einen solchen Würfel beträgt der
Durchschnitt μ der Grundgesamtheit

$$\mu = 3{,}5 .$$

Ist die Abweichung des Durchschnitts $\overline{x} = 3{,}597\,80$ aus $N = 20\,000$ Werten
von seinem theoretischen Wert $\mu = 3{,}5$ nur zufällig oder ist sie gesichert?
Diese Frage wird sich beispielsweise ein Hersteller von Würfeln stellen
müssen.

Um sie beantworten zu können, müssen wir die Häufigkeitsverteilung der
Durchschnitte $\overline{x}$ kennen, die sich für alle möglichen Serien von je 20000 Würfen
ergeben. Wie wir im Teil 3 zeigen, ergibt sich als Häufigkeitsverteilung des
Durchschnitts eine normale Verteilung, sofern der Durchschnitt aus einer großen Zahl von Einzelwerten berechnet wurde. Dabei ist die Verteilung der Werte
in der Grundgesamtheit — von einzelnen, praktisch belanglosen Sonderfällen

abgesehen — ohne Bedeutung. Im vorliegenden Beispiel haben wir für die Grundgesamtheit die Verteilung $f_1 = f_2 = f_3 = f_4 = f_5 = f_6$. Eine normale Verteilung ist durch den Durchschnitt μ und die Streuung σ bestimmt. Der Durchschnitt μ gibt die Abszisse des Scheitelpunktes, die Streuung σ mißt den Abstand der Wendepunkte von der Ordinate im Scheitelpunkt.

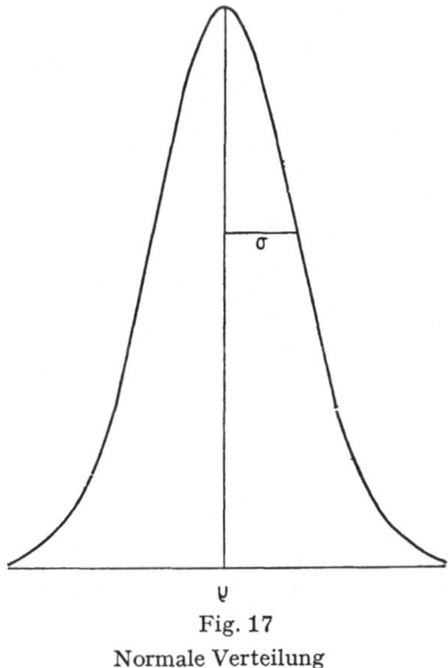

Fig. 17
Normale Verteilung

Eine Standardform der normalen Verteilung erhalten wir mit $\mu = 0$ und $\sigma = 1$. Wir können von den Abszissenwerten z einer beliebigen Normalverteilung zu den Abszissenwerten x der Standardform übergehen, wenn wir

$$x = \frac{z - \mu}{\sigma} \tag{1}$$

setzen.

Tafel I gibt die Abszissen x der Standardform der Normalverteilung, für welche die Fläche außerhalb von $+x$ und $-x$ den Bruchteil P der Gesamtfläche unter der Normalkurve ausmacht.

Dank des folgenden Satzes können wir die Werte μ und σ der Normalverteilung der Durchschnitte für unser Beispiel bestimmen. Der Satz lautet:

· Die Verteilung des Durchschnitts $\overline{x}$ aus einer großen Zahl N von Einzelwerten ist normal; der Durchschnitt $\mu_{\overline{x}}$ ist gleich dem Durchschnitt μ der Grundgesamtheit, die Streuung $\sigma^2_{\overline{x}}$ gleich

$$\sigma^2_{\overline{x}} = \frac{\sigma^2}{N}, \tag{2}$$

wenn σ^2 die Streuung der Grundgesamtheit bedeutet.

Für die Verteilung des Durchschnitts $\overline{x}$ aus je 20 000 Würfen mit dem idealen Würfel erhalten wir als Durchschnitt

$$\mu_{\overline{x}} = 3{,}5 \,.$$

Die Streuung der Grundverteilung berechnen wir, da $f_1=f_2=f_3=f_4=f_5=f_6$ ist, als

$$\sigma^2 = \frac{1}{6f} \left[(1 - 3{,}5)^2 f + (2 - 3{,}5)^2 f + \ldots + (6 - 3{,}5)^2 f \right]$$

$$= \frac{1}{6} \left(1^2 + 2^2 + 3^2 + 4^2 + 5^2 + 6^2 - 3{,}5 \cdot 21 \right)$$

$$\sigma^2 = 2{,}916\,67 \,.$$

Daraus ergibt sich

$$\sigma_{\overline{x}}^2 = \frac{\sigma^2}{N} = \frac{2{,}916\,67}{20\,000}$$

$$\sigma_{\overline{x}}^2 = 0{,}000\,145\,83$$

und

$$\sigma_{\overline{x}} = 0{,}012 \,.$$

Um prüfen zu können, ob $\overline{x} = 3{,}597\,80$ von $\mu = 3{,}5$ nur zufällig abweiche, müssen wir zur standardisierten Normalverteilung übergehen. Wir berechnen somit

$$x = \frac{\overline{x} - \mu}{\sigma} \sqrt{N} \,, \tag{3}$$

$$= \frac{3{,}597\,80 - 3{,}5}{0{,}012} \,,$$

$$x = 8{,}15 \,.$$

Ein Wert von $x = 8{,}15$ ist gemäß der standardisierten Normalverteilung nur sehr selten zu erwarten. Aus der Tafel I ersehen wir, daß einem $x = 2{,}576$ nur ein $P = 0{,}01$ entspricht.

Eine Serie von 20 000 Würfen, die einen Durchschnitt von $\overline{x}=3{,}597\,80$ ergibt, wird viel seltener als 1mal in 100 Serien eintreten. Wir betrachten damit die Abweichung $\overline{x} - \mu = 0{,}097\,80$ als gesichert. Der weiße Würfel von WOLF war somit keineswegs einwandfrei.

Aus der Tafel I ersehen wir, daß 1% der Fälle einem Wert von x entspricht, der größer als $\pm 2{,}576$ ist. Aus der Formel (3) können wir ermitteln, welche Werte von $\overline{x}$ in 1% aller Stichproben überschritten werden. Es wird

$$\overline{x} = x \cdot \sigma_{\overline{x}} + \mu_{\overline{x}} \tag{4}$$

und demnach

$$\overline{x} = 3{,}5 \pm 2{,}576 \cdot 0{,}012$$

$$\overline{x} = 3{,}5 \pm 0{,}031$$

Somit können wir in 99% aller Serien von 20 000 Würfen den Durchschnitt $\bar{x}$ zwischen 3,469 und 3,531 erwarten.

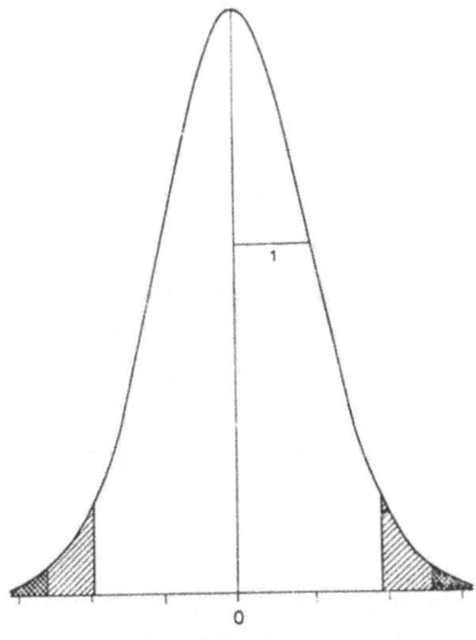

Fig. 18
Standardform der Normalverteilung mit
Sicherheitsschwellen

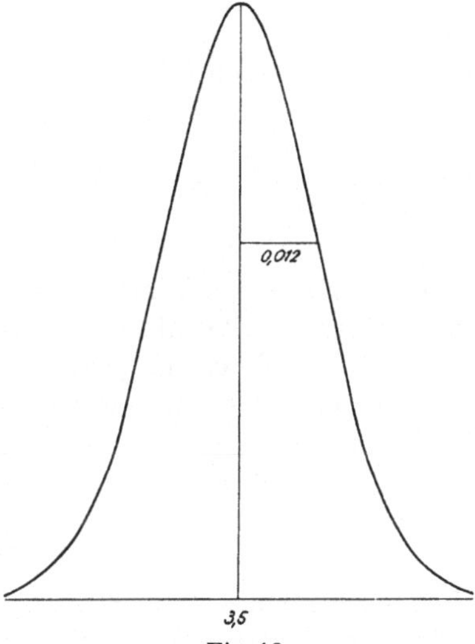

Fig. 19
Verteilung des Durchschnitts von je 20 000
Würfen mit dem Würfel

Für $N = 10\,000$ wird

$$\sigma_{\bar{x}}^2 = \frac{2,916\,67}{10\,000} \, ,$$

$$\sigma_{\bar{x}} = 0,017$$

und damit für $P = 0,01$

$$\bar{x} = 3,5 \pm 0,044 \, .$$

Entsprechend für $N = 100$ und $P = 0,01$

$$\bar{x} = 3,5 \pm 0,44 \, .$$

Wenn wir den Bereich angeben, in welchen der Durchschnitt $\bar{x}$ in 99% der Serien fallen soll, so können wir die entsprechende Zahl N der Würfe bestimmen.

Will sich beispielsweise ein Hersteller von Würfeln damit begnügen, daß der Durchschnitt in 99 von hundert Wurfserien zwischen 3,4 und 3,6 liege, so können wir berechnen, wie viele Würfe hinreichen, um den Würfel zu prüfen.

Wir haben also

$$\bar{x} - \mu = \pm 0,1$$

und

$$x = \pm 2,575\,829$$

gewählt. Aus (3) erhalten wir

$$\sigma_{\bar{x}} = \frac{\overline{x} - \mu}{x}$$

oder

$$\sigma_{\bar{x}} = \frac{0,1}{2,575\,829} = 0,038\,822 \, .$$

Andererseits ist nach (2)

$$N = \frac{\sigma^2}{\sigma_{\bar{x}}^2} = \frac{2,916\,667}{0,001\,507}$$

$$N = 1935 \, .$$

Prüfen wir also einen Würfel mit 1935 Würfen. Liegt $\overline{x}$ zwischen 3,4 und 3,6 so betrachten wir ihn als einwandfrei, im andern Falle nicht. Dabei sind wir uns bewußt, daß wir in je 100 Fällen einmal einen einwandfreien Würfel fälschlicherweise als schlecht beurteilen werden.

Das Würfelbeispiel wurde hier herangezogen, weil wir auf einfache Art den Durchschnitt und die Streuung der Grundverteilung berechnen können. Die Güte eines Würfels läßt sich, wie wir in 25 sehen werden, besser auf andere Art prüfen.

Vielfach kennen wir die Streuung σ der Grundgesamtheit nicht; wir müssen uns dann mit der aus der Stichprobe berechneten Streuung s behelfen. Sofern N groß ist, dürfen wir dies unbedenklich tun, da für großes N die Häufigkeitsverteilung der Streuung s normal ist mit einer Streuung

$$\sigma_s^2 = \frac{\sigma^2}{2\,N} \, . \tag{5}$$

Das bedeutet, daß wir nur in 5 vom Hundert aller Stichproben eine Streuung s zu erwarten haben, die

$$\text{für } N = 100 \text{ um } 14^0/_0$$
$$\text{für } N = 400 \text{ um } 7^0/_0$$
$$\text{für } N = 900 \text{ um } 47^0/_{00}$$
$$\text{für } N = 1600 \text{ um } 35^0/_{00}$$

oder mehr von σ abweicht.

211.2 Unterschied zweier Durchschnitte

Sind $\overline{x}'$ und $\overline{x}''$ zwei Durchschnitte, die aus N_1 und N_2 Einzelwerten berechnet wurden, und bedeuten s' und s'' die Streuungen, so haben wir nach den Ausführungen im Abschnitt 211.1

$$\sigma_{\bar{x}'}^2 = \frac{s'^2}{N_1} \qquad \text{und} \qquad \sigma_{\bar{x}''}^2 = \frac{s''^2}{N_2} \, .$$

Sofern die N_1 Werte x_1', $x_2' \ldots x_{N_1}'$ von den N_2 Werten x_1'', x_2'', $\ldots x_{N_2}''$ unabhängig sind, ist der Unterschied $\overline{x}'-\overline{x}''$ normal verteilt mit einer Streuung σ_d, die sich berechnet aus

$$\sigma_d^2 = \frac{s'^2}{N_1} + \frac{s''^2}{N_2} \, . \tag{1}$$

Infolgedessen ist

$$x = \frac{\overline{x}' - \overline{x}''}{\sigma_d} \tag{2}$$

normal verteilt mit dem Durchschnitt 0 und der Streuung 1.

Beispiel 11. Zunahme der Körpergröße von 15jährigen Schülern des Städtischen Gymnasiums in Bern (BALLMER).

Jahrfünft	Zahl der Schüler N	Durchschnittl. Körpergröße $\overline{x}$	Streuung s^2
1922—26	209	165,4	60,84
1927—31	200	166,9	57,76
1932—36	218	168,3	56,25

Für die Verteilungen der Durchschnitte erhalten wir nach der Formel (2) von 211.1 folgende Streuungen:

Jahrfünft	$\sigma_{\overline{x}}^2$
1922—26	0,2911
1927—31	0,2888
1932—36	0,2580

Betrachten wir zunächst die Zunahme der Körpergröße von 1922—26 auf 1927—31. Für (1) erhalten wir

$$\sigma_d^2 = 0,2911 + 0,2888 = 0,5799$$

und für (2)

$$x = \frac{1,5}{0,762} = 1,97 \, .$$

Für den Unterschied der Körpergröße zwischen 1922—26 und 1932—36 ergibt sich

$$\sigma_d^2 = 0,5491$$

und

$$x = \frac{2,9}{0,741} = 3,92 \, .$$

Nach der Tafel I wird eine Abweichung von 1,96 in 5%, eine Abweichung von

2,58 in 1% aller Stichproben erreicht oder überschritten. Die Zunahme der Körpergröße von 1922—26 auf 1927—31 ist demnach nicht gesichert, wohl aber die Zunahme von 1922—26 auf 1932—36.

212 Kleine Stichproben

212.1 Abweichung eines Durchschnitts von seinem theoretischen Wert

In kleinen Stichproben kann die Streuung s beträchtlich von σ, der Streuung der Grundgesamtheit, abweichen. Das in 211 angegebene Prüfverfahren darf nicht mehr angewandt werden. An Stelle von

$$x = \frac{\overline{x} - \mu}{\sigma_{\overline{x}}} = \frac{\overline{x} - \mu}{\sigma}\sqrt{N}$$

berechnen wir

$$t = \frac{\overline{x} - \mu}{s}\sqrt{N}. \tag{1}$$

Die Häufigkeitsverteilung von t für alle Stichproben von N Werten aus einer Normalverteilung mit der Streuung σ läßt sich ermitteln; sie ist nicht normal, wenn N klein ist. Wesentlich ist, daß die Verteilung von t nur von N, nicht aber von σ abhängt.

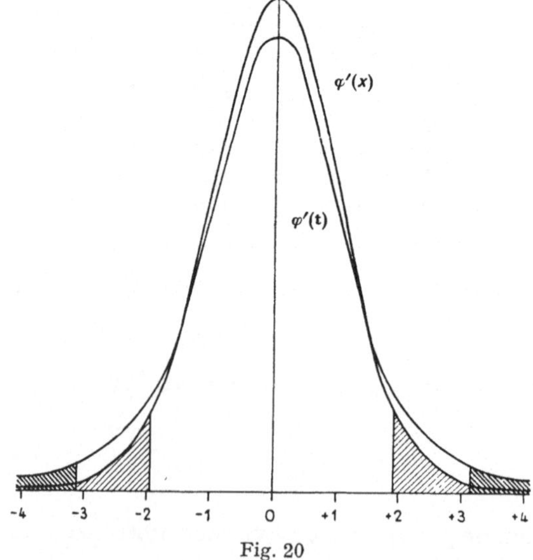

Fig. 20

Verteilung von t für $n = 3$ und entsprechende Normalverteilung[1]

Die Verteilung von t ist symmetrisch, verläuft indes flacher als die Normalverteilung. In der Tafel III sind die zu bestimmten Bruchteilen P der Gesamt-

---

[1] Wir bezeichnen hier wie auch später verschiedene Funktionen durch unterschiedliche Veränderliche.

fläche gehörenden Werte von $\pm t$ ausgewiesen. Außerhalb von $\pm t$ liegt jeweilen der Bruchteil P der Gesamtfläche der Verteilung von t. Die Werte von t sind größer als die entsprechenden Werte von x.

Als Beispiel wählen wir die von «STUDENT» in seiner klassischen Arbeit «The probable error of a mean» angeführten Zahlen von CUSHNEY und PEEBLES über den Einfluß zweier Schlafmittel, der beiden optischen Isomere von Hyoscyaminhydrobromid.

Beispiel 12. Ist der Unterschied der Schlafmittel in Beispiel 4 (Seite 24) gesichert?

Die Antwort auf diese Frage erhalten wir, indem wir prüfen, ob $\overline{x} = 1{,}58$ von Null nur zufällig abweicht oder ob der Unterschied gesichert ist.

Wir erhielten in 12

$$s^2 = \frac{1}{N-1} \mathop{S}_{i=1}^{N} (x_i - \overline{x})^2 = 1{,}51$$

und finden somit

$$t = \frac{1{,}58}{1{,}23} \sqrt{10} = 4{,}06 \,.$$

Den Wert $t = 4{,}06$ müssen wir mit den Werten der Verteilung t in Tafel III vergleichen. Dabei müssen wir mit $n = N-1$ in die Tafel eingehen. n heißt der *Freiheitsgrad.* Er ist um 1 niedriger als die Zahl der Beobachtungen, weil der Durchschnitt aus einer linearen Gleichung bestimmt wird.

Für $n = 9$ finden wir in der Tafel III

$$\text{zu } P = 0{,}01 : \ t = 3{,}25 \,,$$
$$\text{zu } P = 0{,}05 : \ t = 2{,}26 \,.$$

Da wir in unserem Beispiel $t = 4{,}06$ erhielten, kann der Wert von $\overline{x} = 1{,}58$ als gesichert, das heißt also das Schlafmittel B als das bessere betrachtet werden.

212.2 Unterschied zweier Durchschnitte

Auch für das Prüfen des Unterschiedes $\overline{x}' - \overline{x}''$ zwischen zwei Durchschnitten läßt sich die t-Verteilung benützen. Der Durchschnitt $\overline{x}'$ möge aus N_1 Werten x', der Durchschnitt $\overline{x}''$ aus N_2 Werten x'' berechnet sein.

Wir haben dann eine Streuung zu berechnen nach der Formel

$$s_d^2 = \frac{1}{N_1 + N_2 - 2} \left[\mathop{S}_{i=1}^{N_1} (x_i' - \overline{x}')^2 + \mathop{S}_{i=1}^{N_2} (x_i'' - \overline{x}'')^2 \right], \qquad (1)$$

worauf wir das t bestimmen können

$$t = \frac{\overline{x}' - \overline{x}''}{s_d} \sqrt{\frac{N_1 N_2}{N_1 + N_2}} \,. \qquad (2)$$

Die Zahl der Freiheitsgrade ist $n = N_1 + N_2 - 2$, da wir zum Berechnen von $\overline{x}'$ und von $\overline{x}''$ zwei lineare Beziehungen benötigen.

Beispiel 13. Wachstumswirkung zweier Vitamine (SCHOPFER und BLUMER).

Für die Myceltrockengewichte des Pilzes Trichophyton album ergaben sich mit Vitamin B_1 und Vitamin H folgende Werte.

Nummer i	Gewichte in mg		
	Ohne Zusatz x'_i	Mit Zusatz von Vitamin	
		B_1 x''_i	H x'''_i
1	18	27	21,5
2	14,5	34	20,5
3	13,5	20,5	19
4	12,5	29,5	24,5
5	23	20	16
6	24	28	13
7	21	20	20
8	17	26,5	16,5
9	18,5	22	17,5
10	9,5	24,5	19
11	14	34	
12		35,5	
13		19	

Man erhält

$$\overline{x}' = 16,86 , \qquad \overline{x}'' = 26,19$$

und nach (1)

$$s_d^2 = 27,86 , \qquad s_d = 5,277$$

und damit nach Formel (2)

$$t = \frac{26,19 - 16,86}{5,278} \sqrt{\frac{11 \cdot 13}{24}}$$

$$t = 4,31$$

$$n = N_1 + N_2 - 2 = 22 .$$

In der Tafel III finden wir für $n = 22$

$$\text{zu } P = 0,05: \quad t = 2,07 ,$$
$$\text{zu } P = 0,01: \quad t = 2,82 ,$$
$$\text{zu } P = 0,001: \quad t = 3,79 .$$

Der Wert $t = 4,31$ liegt weit außerhalb der Sicherheitsschwelle. Die Wirkung des Vitamins B_1 kann als gesichert gelten.

Prüfen wir noch den Einfluß des Zusatzes von Vitamin H auf das Wachstum.

Wir erhalten für den Unterschied zwischen den Durchschnitten $\overline{x}' = 16,86$ und $\overline{x}''' = 18,75$ ein

$$t = 1,09$$

bei $n = 19$. Aus der Tafel III finden wir für 19 Freiheitsgrade

$$\text{zu } P = 0,05: t = 2,09.$$

Das berechnete $t = 1,09$ liegt somit innerhalb der Sicherheitsschwelle. Demnach muß für das Vitamin H eine bloß zufällige Einwirkung angenommen werden.

22 Das Prüfen von Streuungen

In Übereinstimmung mit der Einteilung im Abschnitt 21 zeigen wir auch hier zunächst, wie bei großen Stichproben vorzugehen ist, um hernach zu den kleinen Stichproben überzugehen.

221 Große Stichproben

221.1 Abweichung einer Streuung von ihrem theoretischen Wert

Wenn die Zahl der Einzelwerte N groß ist, so bildet die Häufigkeitsverteilung der Streuung s aus allen Stichproben von N Werten eine normale Verteilung mit der Streuung

$$\sigma_s^2 = \frac{\sigma^2}{2N}, \tag{1}$$

wobei σ die Streuung der Grundgesamtheit bedeutet. Die Häufigkeitsverteilung der Streuungen s hat als Durchschnitt den Wert σ.

Beispiel 14. Wir ziehen erneut die WOLFschen Würfelversuche heran (siehe 211.1). Die beiden Serien von je 20 000 Würfen betrachten wir wiederum als Stichproben aus der Grundgesamtheit, die sich mit einem idealen Würfel in unendlich vielen Würfen ergäbe.

Weichen die beiden Streuungen, die wir aus den 20 000 Werten berechnen können, von ihrem theoretischen Wert nur zufällig oder wesentlich ab?

Die Grundgesamtheit hat, da alle Augenzahlen gleich häufig sind, eine Streuung

$$\sigma = 1,7078.$$

Für den *weißen* Würfel erhalten wir die Streuung

$$s = 1,7616$$

und für den *roten*

$$s = 1,7333.$$

Um die Abweichungen der Streuungen von ihrem theoretischen Wert prüfen zu können, berechnen wir

$$x = \frac{s - \sigma}{\sigma_s}. \tag{2}$$

Die Werte x entsprechen dann den Zahlen der Tafel I.

Im Würfelbeispiel erhalten wir für σ_s

$$\sigma_s = \frac{1{,}7078}{\sqrt{40\,000}} = 0{,}008\,539\,,$$

worauf wir für den *weißen* Würfel

$$x = \frac{0{,}0538}{0{,}008\,539} = 6{,}30$$

und für den *roten*

$$x = \frac{0{,}0255}{0{,}008\,539} = 2{,}99$$

finden.

Sehen wir in der Tafel I nach, so ergibt sich, daß ein Wert $x = 2{,}576$ oder mehr nur in einer von 100 Wurfserien als zufällige Abweichung zu erwarten ist. Die Streuung der 20 000 mit dem *weißen* Würfel erhaltenen Augenzahlen weicht von der beim idealen Würfel zu erwartenden stärker ab, als daß dies durch bloßen Zufall erklärt werden könnte.

Auch die Abweichung der 20 000 Würfe mit dem *roten* Würfel von derjenigen des idealen Würfels gilt noch als gesichert, da die Sicherheitsschwelle $x = 2{,}576$ ($P = 0{,}01$) noch beträchtlich überschritten wird.

Kennen wir σ nicht, so können wir bei großem N nach den Ausführungen in 211.1 an seine Stelle in der Formel (1) den Wert s einsetzen.

221.2 Unterschied zweier Streuungen

Sind s' und s'' zwei Streuungen, die aus N_1 und N_2 Einzelwerten berechnet wurden, so haben wir

$$\sigma_{s'}^2 = \frac{s'^2}{2N_1} \quad \text{und} \quad \sigma_{s''}^2 = \frac{s''^2}{2N_2} \cdot$$

Sofern die N_1 Werte $x_1', x_2', \ldots x_{N_1}'$ von den N_2 Werten $x_1'', x_2'' \ldots x_{N_2}''$ unabhängig sind, ist der Unterschied $s'-s''$ normal verteilt mit einer Streuung σ_d, die sich berechnet nach

$$\sigma_d^2 = \frac{s'^2}{2N_1} + \frac{s''^2}{2N_2} \cdot \tag{1}$$

Infolgedessen ist

$$x = \frac{s'-s''}{\sigma_d} \tag{2}$$

normal verteilt mit dem Durchschnitt 0 und der Streuung 1.

Beispiel 15. Abnahme der Streuung der Körpergröße von 15jährigen Schülern des Städtischen Gymnasiums in Bern (BALLMER).

Jahrfünft	Zahl der Schüler N	Streuung der Körperhöhe s
1922—26	209	7,8
1927—31	200	7,6
1932—36	218	7,5

Betrachten wir zunächst den Rückgang der Streuung von 1922—26 auf 1927—31. Wir erhalten

$$\sigma_d^2 = \frac{60{,}84}{418} + \frac{57{,}76}{400} = 0{,}2900$$

und

$$x = \frac{0{,}2}{0{,}5385} = 0{,}371 \; .$$

Diesem Wert von x entspricht laut der Tafel I ein $P = 0{,}71$. Die Abnahme der Streuung vom ersten zum zweiten Jahrfünft bleibt demnach vollständig im Rahmen des Zufälligen.

Der Leser wird rasch feststellen können, daß auch die Abnahme vom ersten zum dritten Jahrfünft nicht gesichert ist.

222 Kleine Stichproben

222.0 Verfahren

Dem Prüfverfahren liegt folgender Gedankengang zugrunde. Aus einer normalen Grundgesamtheit mit dem Durchschnitt μ und der Streuung σ entnehmen wir alle möglichen Stichproben von N_1 Werten in zufälliger Weise und berechnen die Streuungen s'. In gleicher Art ermitteln wir für alle zufällig gewählten Stichproben von N_2 Werten die Streuungen s''. Man könnte nun bestimmen, mit welcher Häufigkeit sich alle möglichen Unterschiede $s' - s''$ ergeben. Aus mathematischen Gründen empfiehlt es sich jedoch das Verhältnis

$$F = \frac{s'^2}{s''^2}$$

zu betrachten und dafür die Häufigkeiten abzuleiten. Dabei beschränken wir uns auf die Verhältnisse, die größer als 1 sind. Schließlich bestimmen wir den Wert von $F = \frac{s'^2}{s''^2}$, der von $P \%$ aller Werte überschritten wird. Diese Sicherheitsschwelle ist in der Tafel IV für verschiedene P, n_1 und n_2 zusammengestellt.

Solange n_1 kleiner als 7 oder n_2 kleiner als 3 ist, können wir in der Tafel IV linear interpolieren, wenn wir $1/n_2$ oder $1/n_1$ als Variable betrachten.

Suchen wir beispielsweise für $n_1 = 6$ und $n_2 = 160$ aus der Tafel IV den Wert von F für $P = 0{,}01$.

Aus der Figur 21 ersieht man, daß die Werte von F mit $1/n_2$ linear zunehmen. Für $n_1 = 6$ und $n_2 = \infty$ ist $F = 2{,}802$, für $n_1 = 6$ und $n_2 = 120$: $F = 2{,}956$. Den Wert für $n_2 = 160$ erhalten wir, indem wir zu 2,802 einen Bruchteil des Unterschiedes hinzuzählen, der durch das Verhältnis $1/160 : 1/120$ gegeben ist. Wir finden demnach für $n_1 = 6$ und $n_2 = 160$

$$F = 2{,}802 + \frac{120}{160} \cdot 0{,}154 \; ,$$

$$F = 2{,}916 \; .$$

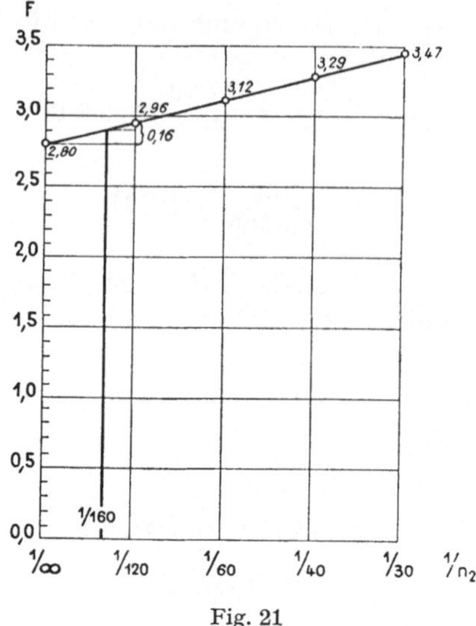

Fig. 21
Werte von F für $n_1 = 6$

Ähnlich ergibt sich für $n_1 = 6$, $n_2 = 50$, da $^1/_{50} : {}^1/_{120} = 2^2/_5$

$$F = 3{,}119 + \frac{2}{5} \cdot 0{,}169 = 3{,}188 \,.$$

222.1 Abweichung einer Streuung von ihrem theoretischen Wert

Beispiel 16. Abweichung der Streuung des Nutzeffekts einer Maschine von ihrem Normalwert (ROSENFELD).

Der Nutzeffekt einer Maschine wurde viermal täglich ermittelt. An 17 Tagen ergaben sich für die vier Messungen folgende Streuungen.

Tag	Streuung s	Streuung s^2	Tag	Streuung s	Streuung s^2
1	5,62	31,58	10	5,32	28,25
2	4,57	20,91	11	5,23	27,34
3	7,59	57,67	12	4,69	22,00
4	5,48	30,00	13	3,70	13,67
5	7,44	55,33	14	5,60	31,34
6	4,51	20,33	15	13,7	187,00
7	1,50	2,25	16	6,86	47,00
8	11,3	127,34	17	3,37	11,34
9	10,4	108,92			

Als normale Streuung setzen wir einen Wert von $s = 5{,}24$ oder also $s^2 = 27{,}46$ voraus.

Wie bestimmen wir die Sicherheitsschwelle? Den Wert $s = 5{,}24$ betrachten wir als die Streuung der Grundgesamtheit, so daß wir $N = \infty$ annehmen. Die einzelnen Tagesstreuungen sind jede aus 4 Einzelwerten berechnet. Die Zahlen n_1 und n_2 der Tafel IV sind Freiheitsgrade; sie sind um 1 kleiner als die Zahl der Beobachtungen, aus denen die Streuungen berechnet werden.

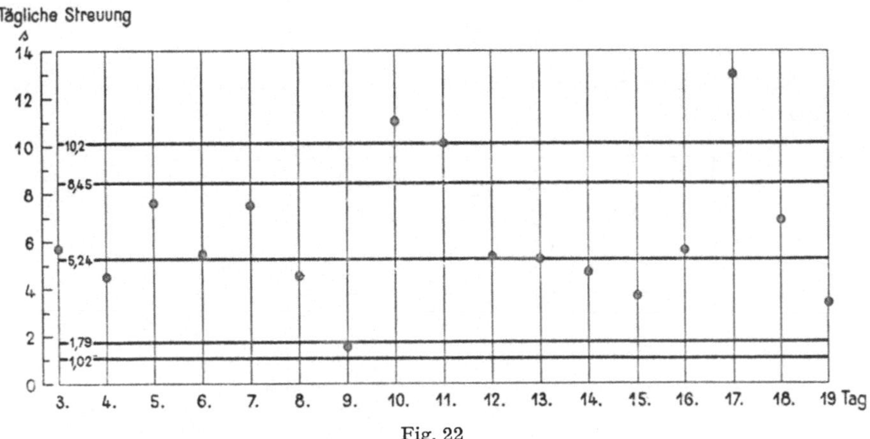

Fig. 22

Kontrollstreifen für Streuungen

In der Tafel IV für $P = 0{,}05$ finden wir mit $n_1 = \infty$ und $n_2 = 3$ einen Wert von $F = 8{,}527$. Wir haben demnach

$$F = 8{,}527 = \frac{s'^2}{s''^2} = \frac{27{,}46}{s''^2}$$

und daraus

$$s''^2 = 3{,}220 \qquad s'' = 1{,}79 \, .$$

Von den aus 4 Beobachtungen berechneten Streuungen, die *kleiner* sind als 5,24, liegen 5% unterhalb von 1,79.

Um die obere Sicherheitsschwelle für $P = 0{,}05$ zu erhalten, brauchen wir nur n_1 und n_2 zu vertauschen. Wir suchen also F für $n_1 = 3$ und $n_2 = \infty$, wofür wir $F = 2{,}605$ finden. Entsprechend wird

$$F = 2{,}605 = \frac{s'^2}{s''^2} = \frac{s'^2}{27{,}46}$$

oder

$$s'^2 = 71{,}533 \, , \qquad s' = 8{,}45 \, .$$

Von den aus 4 Beobachtungen berechneten Streuungen, die *größer* sind als 5,24, liegen 5% über 8,45.

Nach dem gleichen Verfahren berechnet man für $P = 0{,}01$

$$s' = 10{,}2 \, , \qquad s'' = 1{,}02$$

als obere und untere Sicherheitsschwelle.

Die errechneten Zahlen trägt man im Falle von Fabrikationskontrollen zweckmäßigerweise in einen sogenannten Kontrollstreifen ein. Derartige Kontrollstreifen sind auch für Durchschnitte, aber auch für Regressions- und Bestimmtheitsmaße zu empfehlen.

222.2 Unterschied zweier Streuungen

Beispiel 17. Abhängigkeit der Streuung der Arbeitszeiten von der Arbeitseile (FORNALLAZ).

Aufnahme	Zahl der Messungen N	Durchschnitt $\bar{x}$	Streuung s^2
		der Griffzeiten	
1	30	51,97	8,847
2	30	46,80	3,614
3	30	42,43	7,236
4	30	37,53	10,516

Die Streuung der Griffzeiten nimmt mit zunehmender Arbeitseile zunächst ab, um dann wieder anzusteigen. Kann diese Abnahme und die darauffolgende Zunahme als gesichert betrachtet werden? (Fig. 23.)

Zunächst die Abnahme von 1 auf 2. Wir erhalten

$$F = \frac{8,847}{3,614} = 2,448 \,.$$

Der Wert $F = 2,448$ ist aus Tafel IV mit $n_1 = n_2 = 29$ zu beurteilen. Für $P = 0,05$ finden wir in der Tafel IV bei $n_2 = 29$ und $n_1 = 24$: $F = 1,901$ sowie für $n_2 = 29$ und $n_1 = \infty$: $F = 1,638$. Nach der in 222.0 beschriebenen linearen Interpolation erhalten wir für $n_2 = 29$ und $n_1 = 29$

$$F = 1,638 + \frac{24}{29} \cdot 0,263 \,,$$

$$F = 1,856 \,.$$

Für $P = 0,01$ erhalten wir nach demselben Verfahren bei $n_1 = 29$ und $n_2 = 29$

$$F = 2,415 \,.$$

Das Verhältnis der beiden Streuungen, das sich auf 2,448 beläuft, liegt demnach außerhalb beider Sicherheitsschwellen. Die Abnahme der Streuungen von 1 zu 2 sehen wir als gesichert an.

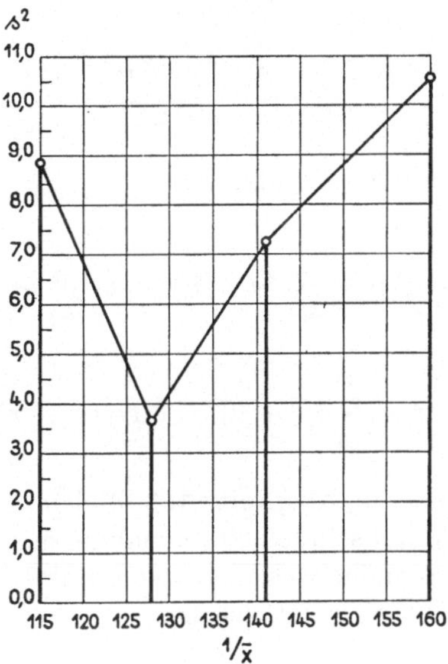

Fig. 23

Streuung von Griffzeiten bei verschiedener Arbeitseile

Für das Verhältnis der dritten zur zweiten Streuung erhalten wir

$$F = 2{,}002 \,,$$

was nur schwach gesichert ist, indem zwar die Sicherheitsschwelle von $P = 0{,}05$, nicht aber jene von $P = 0{,}01$ überschritten wird.

Das Verhältnis der vierten zur dritten Streuung beträgt

$$F = 1{,}453 \,.$$

Die Zunahme der Streuung von der dritten zur vierten Gruppe kann nicht als gesichert gelten.

23 Das Prüfen von Abhängigkeiten

231 Der Regressionskoeffizient

231.1 Große Stichproben

Bei Stichproben mit einer großen Zahl N von Werten ergibt sich für den Regressionskoeffizienten b eine normale Verteilung. Bedeutet β den Regressionskoeffizienten für die Grundgesamtheit, so bekommt man

$$x = \frac{b - \beta}{s_b} \sqrt{\mathop{S}_{i=1}^{N} (x_i - \overline{x})^2} \,. \tag{1}$$

Dabei bedeutet

$$s_b^2 = \frac{\overset{N}{\underset{i=1}{S}} (y_i - Y_i)^2}{N-2} \, . \tag{2}$$

Für den Ausdruck $\overset{N}{\underset{i=1}{S}} (y_i - Y_i)^2$ findet man

$$\overset{N}{\underset{i=1}{S}} (y_i - Y_i)^2 = \overset{N}{\underset{i=1}{S}} (y_i - \overline{y})^2 - b^2 \overset{N}{\underset{i=1}{S}} (x_i - \overline{x})^2 \tag{3}$$

oder auch

$$\overset{N}{\underset{i=1}{S}} (y_i - Y_i)^2 = \overset{N}{\underset{i=1}{S}} (y_i - \overline{y})^2 - b \overset{N}{\underset{i=1}{S}} (x_i - \overline{x})(y_i - \overline{y}) \, . \tag{4}$$

Beispiel 18. Weicht der im Abschnitt 133 (Beispiel 8) berechnete Regressionskoeffizient für die durchschnittliche Zunahme des Körpergewichts in Abhängigkeit von der Körperhöhe wesentlich von 0 ab?

Der Regressionskoeffizient belief sich auf

$$b = 0{,}806$$

und für die verschiedenen Ausdrücke in den Formeln (1) bis (3) hatten wir folgende Werte erhalten:

$$\overset{N}{\underset{i=1}{S}} (x_i - \overline{x})^2 = 12\,246{,}64 \, ,$$

$$\overset{N}{\underset{i=1}{S}} (y_i - \overline{y})^2 = 11\,805{,}29 \, ,$$

$$\overset{N}{\underset{i=1}{S}} (x_i - \overline{x})(y_i - \overline{y}) = 9\,874{,}06 \, ,$$

$$N - 2 = 216 \, .$$

Nach (3) errechnen wir

$$\overset{N}{\underset{i=1}{S}} (y_i - Y_i)^2 = 3\,849{,}43 \, ,$$

und daher nach (2)

$$s_b^2 = 17{,}82 \, ,$$

so daß wir schließlich nach (1), wenn wir prüfen wollen, ob $b = 0{,}806$ wesentlich von $\beta = 0$ abweicht, erhalten

$$x = 21{,}14$$

Da $P = 0{,}01$ einem $x = 2{,}576$ entspricht, liegt das berechnete $x = 21{,}14$ weit außerhalb der Sicherheitsschwelle. Der Wert des Regressionskoeffizienten $b = 0{,}806$ ist demnach wesentlich von 0 verschieden.

231.2 Kleine Stichproben

Die Abweichung eines aus N Einzelwerten berechneten Regressionskoeffizienten von seinem theoretischen Wert läßt sich anhand der Verteilung von t (Tafel III) prüfen. Dabei muß als Freiheitsgrad $n = N - 2$ berücksichtigt werden, und es ist

$$t = \frac{b - \beta}{s_b} \sqrt{\mathop{S}_{i=1}^{N} (x_i - \overline{x})^2} \tag{1}$$

mit

$$s_b^2 = \frac{1}{N - 2} \mathop{S}_{i=1}^{N} (y_i - Y_i)^2 . \tag{2}$$

Beispiel 19. Sind die in 131 gefundenen Regressionskoeffizienten $b = 3{,}93$ und $b^* = 0{,}17$ wesentlich oder nur zufällig von 0 verschieden?

Den Zähler von (2) berechnen wir nach Formel (3) oder Formel (4) von 231.1. Mit $b = 3{,}93$ erhalten wir

$$t = 9{,}4 ,$$

wobei die Zahl der Freiheitsgrade $n = 48$ ist.

In der Tafel III finden wir für $P = 0{,}001$, bei $n = 45 : t = 3{,}521$ und bei $n = 50 : t = 3{,}496$. Der Regressionskoeffizient $b = 3{,}93$ ist von 0 wesentlich verschieden, da das berechnete $t = 9{,}4$ weit außerhalb der Sicherheitsschwellen liegt.

Mit $b^* = 0{,}17$ findet man

$$t = 10{,}0 .$$

Da hier die gleiche Zahl von Freiheitsgraden $n = 48$ und damit die gleichen Sicherheitsschwellen bestehen wie für den Regressionskoeffizienten $b = 3{,}93$, liegt auch das $t = 10{,}0$ weit außerhalb der Sicherheitsschwellen. Der Regressionskoeffizient $b^* = 0{,}17$, obschon erheblich kleiner als $b = 3{,}93$, ist demnach ebenfalls wesentlich von 0 verschieden.

Das Beispiel zeigt, daß der Wert des Regressionskoeffizienten allein nicht den Ausschlag gibt; maßgebend ist vielmehr sein Verhältnis zur Streuung, das durch t in richtiger Weise zum Ausdruck kommt.

Den *Unterschied zweier Regressionskoeffizienten* prüfen wir mittels der Formeln

$$t = \frac{b' - b''}{s_d} , \tag{3}$$

wobei

$$s_d^2 = \frac{\mathop{S}_{i=1}^{N_1} (y_i' - Y_i')^2 + \mathop{S}_{i=1}^{N_2} (y_i'' - Y_i'')^2}{N_1 + N_2 - 4} \left[\frac{1}{\mathop{S}_{i=1}^{N_1} (x_i' - \overline{x}')^2} + \frac{1}{\mathop{S}_{i=1}^{N_2} (x_i'' - \overline{x}'')^2} \right] . \tag{3a}$$

Beispiel 20. Wachstum zweier Algenkulturen (M. BRISTOL-ROACH).

Zwei Algenkulturen zeigten während mehreren Tagen eine gleichbleibende Zuwachsrate. Man kann daher die Regressionsgerade für diese Periode berechnen und die beiden Regressionskoeffizienten miteinander vergleichen.

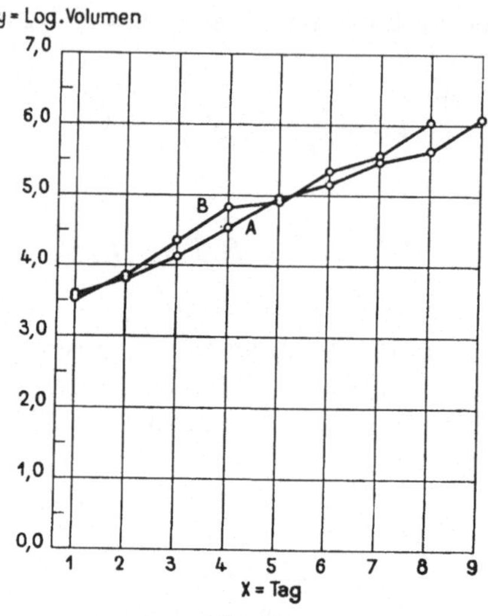

Fig. 24

Wachstum zweier Algenkulturen

Gegenüber den in 131 gegebenen Formeln lassen sich die notwendigen Größen einfacher berechnen, wenn man beachtet, daß die x_i die aufeinanderfolgenden Zahlen 1, 2, 3 usw. sind. Wenn wir die Werte y_1, y_2, ... y_N untereinanderschreiben, darauf von unten nach oben zusammenzählen und schließlich die Summe der so erhaltenen Zahlen bilden, so erhalten wir $\overset{N}{\underset{i=1}{S}} x_i y_i$. Die Einzelheiten zeigt das nachstehende Schema.

Tag x_i	Log. des Volumens		Summen	
	$A\,(y_i')$	$B\,(y_i'')$	A	B
1	3,592	3,538	43,426	38,358
2	3,823	3,828	39,834	34,820
3	4,174	4,349	36,011	30,992
4	4,534	4,833	31,837	26,643
5	4,956	4,911	27,303	21,810
6	5,163	5,297	22,347	16,899
7	5,495	5,566	17,184	11,602
8	5,602	6,036	11,689	6,036
9	6,087		6,087	
S	43,426	38,358	235,718	187,160

Zunächst ist

$$\overline{y}' = 4,8251, \qquad \overline{y}'' = 4,794\,75$$

und

$$\overline{x}' = 5, \qquad \overline{x}'' = 4,5 .$$

Nach der Formel (3a) des Abschnitts 132 erhalten wir

$$\overset{N_1}{\underset{i=1}{S}} (y_i' - \overline{y}')(x_i' - \overline{x}') = 235,718 - 5 \cdot 43,426 = 18,588$$

und

$$\overset{N_2}{\underset{i=1}{S}} (y_i'' - \overline{y}'')(x_i'' - \overline{x}'') = 187,160 - 4,5 \cdot 38,358 = 14,549 .$$

Sodann haben wir

$$\overset{N_1}{\underset{i=1}{S}} (x_i' - \overline{x}')^2 = 60 \qquad \overset{N_2}{\underset{i=1}{S}} (x_i'' - \overline{x}'')^2 = 42$$

Nach der Formel (3) von 131 wird

$$b' = 0,3098 \quad \text{und} \quad b'' = 0,3464 .$$

Gemäß (4) von 231.1 berechnet man

$$\overset{N_1}{\underset{i=1}{S}} (y_i' - Y_i')^2 = 215,344\,73 - 4,8251 \cdot 43,426 - 0,3098 \cdot 18,588 = 0,051\,373$$

und entsprechend

$$\overset{N_2}{\underset{i=1}{S}} (y_i'' - Y_i'')^2 = 0,075\,63 .$$

Weiter erhalten wir

$$\frac{\overset{N_1}{\underset{i=1}{S}} (y_i' - Y_i')^2 + \overset{N_2}{\underset{i=1}{S}} (y_i'' - Y_i'')^2}{N_1 + N_2 - 4} = \frac{0,051\,373 + 0,075\,706}{13} = 0,009\,775 .$$

Nach (3a) ergibt sich

$$s_d^2 = 0,000\,395\,665 ,$$

woraus

$$s_d = 0,019\,89$$

und damit gemäß (3)

$$t = \frac{0,0366}{0,019\,89} = 1,840 .$$

In der Tafel von t finden wir für $n = 13$ bei $P = 0,05$ einen Wert von $t = 2,160$. Obschon also b'' um rund einen Zehntel größer ist als b', können wir den Unterschied zwischen b' und b'' doch nicht als gesichert betrachten.

Linder 5

232 Der Korrelationskoeffizient

232.1 Große Stichproben

Um die Abweichung eines aus N Wertepaaren berechneten Korrelationskoeffizienten r von dem Korrelationskoeffizienten ϱ der Grundgesamtheit zu prüfen, berechnen wir

$$x = \frac{r - \varrho}{s_r} \,, \tag{1}$$

wobei wir für s_r setzen

$$s_r^2 = \frac{(1 - \varrho^2)^2}{N - 1} \,. \tag{2}$$

Vorausgesetzt daß N groß ist und der Korrelationskoeffizient ϱ der Grundgesamtheit nicht nahe bei 1 liegt, kann die Größe x gemäß (1) als normal verteilt gelten mit dem Durchschnitt 0 und der Streuung 1.

Beispiel 21. Abhängigkeit zwischen Körpergewicht und Brustumfang bei Schülern des Städtischen Gymnasiums in Bern (BALLMER).

In den Jahren 1922—26 ergaben sich für die Abhängigkeit zwischen Brustumfang und Körpergewicht folgende Zahlen:

	16jährige	17jährige
Anzahl Schüler, N . . .	339	318
Bestimmtheitsmaß r^2	0,50	0,45

Welche Bedeutung kommt dem Unterschied zwischen den beiden Bestimmtheitsmaßen zu?

Wir berechnen zunächst s_r^2, wobei wir in (2) an Stelle von ϱ^2 die Werte r^2 setzen können. Wir erhalten

	s_r^2
16jährige	0,000 739 6
17jährige	0,000 954 3
S	0,001 693 9

Die Summe der Streuungen s_r^2 gibt die Streuung s_d^2 der Verteilung des Unterschiedes zwischen den beiden Korrelationsmaßen. Wir finden demnach

	r
16jährige	0,707 11
17jährige	0,670 82
Unterschied, $r' - r''$	0,036 29

und

$$s_d = 0{,}041\ 16 \,.$$

Das Verhältnis

$$x = \frac{r' - r''}{s_d} = \frac{0,036\,29}{0,041\,16} = 0,882$$

können wir mit den Werten in der Tafel I vergleichen, wo wir zu $x = 0,882$ ein $P = 0,38$ finden. Der Unterschied zwischen den Korrelationskoeffizienten ist nicht gesichert; in 38 von 100 Fällen kann man rein zufällig einen Unterschied erwarten, der gleich groß oder größer ist.

232.2 Kleine Stichproben

Die Frage, ob ein aus wenigen Beobachtungen berechneter Korrelationskoeffizient wesentlich oder nur zufällig von 0 abweiche, läßt sich verhältnismäßig einfach beantworten. Es ist nämlich die Größe

$$t = \frac{r}{\sqrt{1 - r^2}} \sqrt{N - 2} \tag{1}$$

verteilt gemäß unserer Tafel III, wobei $n = N - 2$.

Beispiel 22. Abhängigkeit des cholesterolytischen Vermögens des Blutserums vom Verhältnis zwischen Cholesterin und Lezithin (Schönholzer).

i	x_i	y_i	i	x_i	y_i
1	0,77	18	11	1,20	− 4,5
2	1,87	15	12	1,56	− 4,5
3	1,05	13	13	1,79	− 4,7
4	1,25	12	14	1,85	− 6
5	1,13	10	15	1,92	− 7
6	1,40	8,5	16	1,62	− 8
7	2,54	2	17	2,13	−14
8	1,75	0	18	2,42	−17
9	1,35	0	19	3,41	−18
10	1,69	0	20	2,00	−19

Man findet ein Bestimmtheitsmaß $B = 0,47$ und somit einen Korrelationskoeffizienten $r = -0,69$. Ist er nur zufällig oder wesentlich von 0 verschieden?

Nach der Formel 1 ist $t = 4,02$ und in der Tafel III finden wir mit $n = 18$ bei $P = 0,01$ ein $t = 2,878$ und bei $P = 0,001$ ein $t = 3,922$. Die Abhängigkeit der beiden Größen ist demnach gesichert.

Der *Unterschied zwischen zwei Korrelationskoeffizienten* läßt sich wie folgt prüfen. Wir berechnen zunächst für jeden der beiden Korrelationskoeffizienten die Größe z gemäß der Formel

$$z = \frac{1}{2} \left[\log. \text{nat.} (1 + r) - \log. \text{nat.} (1 - r) \right]. \tag{2}$$

Die Größe z ist normal verteilt mit einer Streuung

$$s_z^2 = \frac{1}{N-3}\,, \tag{3}$$

so daß also

$$x = \frac{z}{s_z} \tag{4}$$

normal verteilt ist mit der Streuung 1.

Der Unterschied zweier Größen z ist dann ebenfalls normal verteilt und die Streuung dieser Verteilung läßt sich aus den nach (3) berechneten Streuungen in der bekannten Weise bestimmen.

Beispiel 23. Abhängigkeit der Brinellhärte von Blockstahl vom Kohlenstoffgehalt (aus dem Arbeitsgebiet der Zentralstelle für statistische Forschung der Firma GEBRÜDER SULZER, Aktiengesellschaft, Winterthur).

Ofen	Anzahl Proben N	Bestimmtheitsmaß B	Korrelationskoeffizient r
1	454	0,0795	0,282
2	96	0,0276	0,166

Ist der Unterschied zwischen den beiden Korrelationskoeffizienten gesichert? Zu $r = 0,2821$ finden wir gemäß (2) $z' = 0,2899$ und für $r = 0,166$ $z'' = 0,1676$. Die weiteren Rechnungen können wir übersichtlich zusammenstellen.

Ofen	r	z	$N-3$	$\dfrac{1}{(N-3)}$
1	0,282	0,2899	451	0,002 217 29
2	0,166	0,1676	93	0,010 752 7
Unterschied, $z'-z''$	0,1223		Summe, s_d^2	0,012 969 99

Die Verteilung des Unterschiedes $z'-z''$ hat eine Streuung

$$s_d = 0,113\,89\,.$$

Der Wert

$$x = \frac{z'-z''}{s_d} = \frac{0,122\,3}{0,113\,89} \sim 1,1$$

zeigt, daß nach Tafel I in rund 27 von hundert Fällen ein Unterschied in der Größe von $z'-z'' = 0,1223$ oder mehr zufällig zu erwarten ist. Der Unterschied ist nicht gesichert; die Abhängigkeit der Brinellhärte vom Kohlenstoffgehalt erscheint in den beiden Öfen als nicht wesentlich verschieden.

SAMMLUNG

Wissenschaft und Kultur

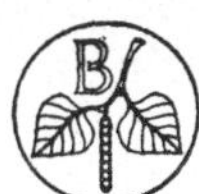

Die Sammlung «Wissenschaft und Kultur», deren erste Bände soeben erscheinen, wird allgemein verständliche Darstellungen aus verschiedenen Gebieten der Wissenschaft enthalten. Sie will keineswegs die Fachwissenschaften popularisieren und etwa für den Laien besonders zurechtgemachten Wissensstoff vermitteln. Vielmehr soll dem gebildeten Leser Wissenschaft in belletristischer Form geboten werden, wobei nicht so sehr spezielle Fachgegenstände erörtert werden, sondern die Wissenschaft selber als Bestandteil unserer Kultur betrachtet wird.

Die einzelnen Bände behandeln ihr Gebiet historisch oder philosophisch, und zwar von einem allgemein kulturell interessierten Gesichtspunkte aus; sie berühren auch naturphilosophische Grenzfragen.

Der Verlag möchte mit dieser Sammlung einem weiteren Leserkreis Einblick in das Ideengut der Wissenschaft gewähren.   *Bitte wenden!*

VERLAG BIRKHÄUSER BASEL

233 Die Form der Regressionslinie

In den Abschnitten 231 und 232 prüften wir Regressions- und Korrelationskoeffizienten. Wir setzten dabei *lineare* Regression voraus. Wie können wir nun
aber in einem bestimmten Beispiel feststellen, ob die lineare oder die nichtlineare Regression angepaßt sei? Mit Hilfe der Verteilung von F läßt sich diese
Frage beantworten.

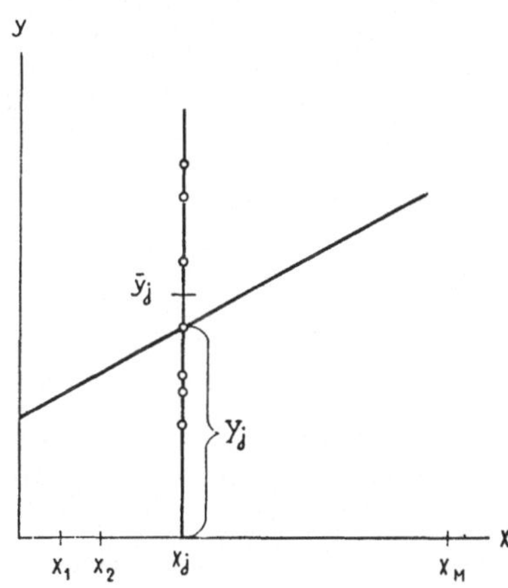

Fig. 25
Die Form der Regressionslinie

Zu einem der M Werte x_j gehören N_j Werte y_{jk}, deren Durchschnitt wir mit
$\overline{y}_j$ bezeichnen. Den Durchschnitt sämtlicher N Werte y_{jk} bezeichnen wir wie
gewohnt mit $\overline{y}$.

Die Summe der Quadrate

$$\mathop{S}_{j=1}^{M}\ \mathop{S}_{k=1}^{N_j}\ (y_{jk}-\overline{y})^2$$

können wir in zwei Teile aufspalten, nämlich so:

$$\mathop{S}_{j=1}^{M}\ \mathop{S}_{k=1}^{N_j}\ (y_{jk}-\overline{y})^2 = \mathop{S}_{j=1}^{M}\ [N_j(\overline{y}_j-\overline{y})^2] + \mathop{S}_{j=1}^{M}\ \mathop{S}_{k=1}^{N_j}\ (y_{jk}-\overline{y}_j)^2. \tag{1}$$

Stellen wir uns die Verteilung in einer Tafel derart vor, daß die zu jedem
Wert x_j gehörenden Werte von y_{jk} in einer Spalte angeordnet sind, so können
wir den Ausdruck

$$\mathop{S}_{j=1}^{M}\ [N_j(\overline{y}_j-\overline{y})^2]$$

als die Summe der Quadrate «zwischen den Spalten» bezeichnen und den Ausdruck

$$\mathop{S}_{=1}^{M}\ \mathop{S}_{k=1}^{N_j}\ (y_{jk}-\overline{y}_j)^2$$

als die Summe der Quadrate «innerhalb der Spalten».

Mit Y_j benennen wir den Wert auf der Regressionsgeraden, der zu x_j gehört.
Die Summe

$$\mathop{S}_{j=1}^{M} \left[N_j \,(\overline{y}_j - Y_j)^2\right]$$

mißt die Abweichung der tatsächlichen Durchschnitte von der linearen Regression.

Schließlich gibt die Summe

$$\mathop{S}_{j=1}^{M} N_j \,(Y_j - \overline{y})^2$$

die Streuungsquadrate der Werte der Regressionsgeraden um den Durchschnitt.

Die Streuung zwischen den Spalten läßt sich in die beiden letztgenannten Summen aufteilen.

$$\mathop{S}_{j=1}^{M} \left[N_j \,(\overline{y}_j - \overline{y})^2\right] = \mathop{S}_{j=1}^{M} \left[N_j \,(\overline{y}_j - Y_j)^2\right] + \mathop{S}_{j=1}^{M} \left[N_j \,(Y_j - \overline{y})^2\right]. \qquad (2)$$

In der folgenden Darstellung haben wir die verschiedenen Streuungen und die ihnen zukommenden Freiheitsgrade zusammengestellt.

Art der Streuung	Quadratsummen	Freiheitsgrad
Regressionsgerade	$\mathop{S}_{j=1}^{M} \left[N_j \,(Y_j - \overline{y})^2\right]$	1
Um Regressionsgerade	$S\left[N_j \,(\overline{y}_j - Y_j)^2\right]$	$M-2$
Zwischen den Spalten	$S\left[N_j \,(\overline{y}_j - \overline{y})^2\right]$	$M-1$
Innerhalb der Spalten	$\mathop{S}_{j=1}^{M} \mathop{S}_{k=1}^{N_j} (y_{jk} - \overline{y}_j)^2$	$N-M$
Gesamte Streuung	$\mathop{S}_{j=1}^{M} \mathop{S}_{k=1}^{N_j} (y_{jk} - \overline{y})^2$	$N-1$

Wenn in der Grundgesamtheit die Regression geradlinig ist, sind die Abweichungen der y_{jk} um die Durchschnitte $\overline{y}_j$ wie auch die Abweichungen der $\overline{y}_j$ um die Regressionsgerade Y_j zufällig verteilt. Die bezüglichen Streuungen sind Schätzungen der Streuung der Grundgesamtheit. Ihr Verhältnis kann mittels der Verteilung F geprüft werden.

Weichen in einem gegebenen Beispiel die beiden Streuungen nur zufällig voneinander ab, so können wir die Regression als linear betrachten. Ist dagegen der Unterschied der beiden Streuungen gesichert, so müssen wir davon absehen, die Verfahren der linearen Regression anzuwenden.

Beispiel 24. Darf die Regression im Beispiel 7 des Abschnitts 131 als linear angenommen werden?

Als Spalten wählen wir die verschiedenen Werte von x_j, deren wir 19 haben. Für die Summen der Quadrate zwischen und innerhalb der Spalten erhalten wir:

Quadratsummen	Freiheits-grade	Durch-schnitt der Quadrat-summen
$\displaystyle \mathop{S}_{j=1}^{M} \mathop{S}_{k=1}^{N_j} (y_{jk} - \overline{y}_j)^2 = \;\; 6\,764,74$	31	218,22
$\displaystyle \mathop{S}_{j=1}^{M} [N_j(\overline{y}_j - \overline{y})^2] = 25\,774,24$	18	.
$\displaystyle \mathop{S}_{j=1}^{M} \mathop{S}_{k=1}^{N_j} (y_{jk} - \overline{y})^2 = 32\,538,98$	49	.

Des weiteren ist

$$\mathop{S}_{j=1}^{M} N_j(x_j - \overline{x})\,\overline{y}_j = 5\,387,4\,,$$

$$\mathop{S}_{j=1}^{M} N_j(x_j - \overline{x})^2 = 1\,370$$

und da

$$\mathop{S}_{j=1}^{M} N_j(Y_j - \overline{y})^2 = \frac{\left[\displaystyle\mathop{S}_{j=1}^{M} N_j(x_j - \overline{x})\,\overline{y}_j\right]^2}{\displaystyle\mathop{S}_{j=1}^{M} N_j(x_j - \overline{x})^2}\,,$$

wird

$$\mathop{S}_{j=1}^{M} N_j(Y_j - \overline{y})^2 = \frac{(5\,387,4)^2}{1\,370} = 21\,185,46\,.$$

Die Aufteilung der Quadratsummen zwischen den Spalten ergibt demnach:

Quadratsummen	Freiheits-grade	Durch-schnitt der Quadrat-summen
$\displaystyle \mathop{S}_{j=1}^{M} [N_j(Y_j - \overline{y})^2] = 21\,185,46$	1	.
$\displaystyle \mathop{S}_{j=1}^{M} [N_j(\overline{y}_j - Y_j)^2] = \;\; 4\,588,78$	17	269,93
$\displaystyle \mathop{S}_{j=1}^{M} [N_j(\overline{y}_j - \overline{y})^2] = 25\,774,24$	18	.

Zu vergleichen sind die Streuungen 269,93 mit 17 Freiheitsgraden und 218,22 mit 31 Freiheitsgraden. Wir erhalten

$$F = \frac{269,93}{218,22} = 1,24$$

wobei

$$n_1 = 17, \qquad n_2 = 31 .$$

Für $P = 0,05$ erhalten wir in der Tafel IV für

	$n_1 = 12$	$n_1 = 24$
$n_2 = 30$	2,092	1,887
$n_2 = 40$	2,004	1,793

Der Wert $F = 1,24$ liegt demnach innerhalb der Sicherheitsschwelle. Der Unterschied zwischen den beiden Streuungen ist bloß zufällig. Die lineare Regression ist zulässig.

24 Das Prüfen von Häufigkeiten

Häufigkeiten können entweder mittels dem in diesem Abschnitt anzugebenden Verfahren geprüft werden oder in geeigneten Fällen auch auf Grund der im folgenden Abschnitt 25 darzulegenden Prüfverfahren.

Zunächst betrachten wir Häufigkeiten, die unter dem Einfluß von Wahrscheinlichkeiten zustande kommen, die nicht sehr klein sind (241 Gewöhnliche Häufigkeiten); hierauf wenden wir uns dem Falle zu, in welchem die Wahrscheinlichkeit des untersuchten Ereignisses in der Grundgesamtheit sehr klein ist (242 Seltene Ereignisse).

241 Gewöhnliche Häufigkeiten

Als Grundgesamtheit können wir uns eine sehr große Zahl roter und weißer Kugeln in einer Urne vorstellen. Wir ziehen eine Anzahl Kugeln und stellen fest, wie viele von ihnen rot sind.

Wenn ein Forscher aus einem Bienenvolk eine Anzahl Bienen herausnimmt, um sie auf eine bestimmte Krankheit hin zu untersuchen, haben wir ein Beispiel, das dem Urnenschema entspricht. Ebenso, wenn wir den Ausschuß betrachten, der sich beim maschinellen Herstellen eines Apparatebestandteils ergibt.

Was können wir nun über den Anteil der roten Kugeln in der Urne, den wir mit p bezeichnen, aussagen, wenn wir in N_2 Zügen N_1 rote Kugeln erhielten?

Auch hier läßt sich sinngemäß eine Sicherheitsschwelle einführen, indem man einerseits

a) die Häufigkeit p_h der roten Kugeln in einer Urne bestimmt, für welche wir in P % aller Serien von N_2 Zügen *höchstens* N_1 rote Kugeln erhalten, und anderseits

b) diejenige Häufigkeit p_m der roten Kugeln in einer Urne bestimmt, für welche wir in P % aller Serien von N_2 Zügen *mindestens* N_1 rote Kugeln erhalten.

Wie im Abschnitt 301 des näheren dargelegt wird, beträgt die Wahrscheinlichkeit, aus einer Urne mit p % roten Kugeln in N_2 Zügen N_1 rote Kugeln zu ziehen

$$\binom{N_2}{N_1} p^{N_1} (1-p)^{N.-N_1} . \tag{1}$$

Die unter a) festgelegte Wahrscheinlichkeit p_h, in N_2 Zügen *höchstens* N_1 rote Kugeln zu finden, ergibt sich als die Summe aller Ausdrücke (1), wo N_1 nacheinander gleich 0, 1, 2, ... N_1 zu setzen ist.

Die unter b) angegebene Wahrscheinlichkeit p_m, in N_2 Zügen *mindestens* N_1 rote Kugeln zu erhalten, führt entsprechend zu einer Summe der Ausdrücke (1), für die N_1 der Reihe nach N_1, N_1+1, N_1+2, ... N_2 ist.

Durch Vergleich mit der im Abschnitt 313.1 abgeleiteten Formel (14) zeigt sich, daß man p_h und p_m nach folgenden Regeln berechnen kann:

a) In der Tafel IV suchen wir zu

$$n_1 = 2(N_1 + 1), \qquad n_2 = 2(N_2 - N_1)$$

den Wert von F, worauf wir p_h bestimmen können als

$$p_h = \frac{\dfrac{N_1 + 1}{N_2 - N_1} F}{1 + \dfrac{N_1 + 1}{N_2 - N_1} F} . \tag{2}$$

b) In der Tafel IV suchen wir zu

$$n_1 = 2(N_2 - N_1 + 1), \qquad n_2 = 2 N_1$$

den Wert von F, worauf wir p_m bestimmen können als

$$p_m = \frac{1}{1 + \dfrac{N_2 - N_1 + 1}{N_1} F} . \tag{3}$$

Beispiel 25. Häufigkeit kranker Bienen in einem Bienenvolk (MORGEN-THALER).

Ein Bienenforscher untersucht aus einem Volk 16 Bienen; es leiden davon 5 oder 31,25% an der Milbenkrankheit. In welchen Grenzen liegt der Anteil der erkrankten Bienen im ganzen Volk?

Wir bestimmen die Sicherheitsschwellen p_h und p_m, wobei wir $P = 0,05$ wählen. Da $N_2 = 16$ und $N_1 = 5$ ist, finden wir

a) $n_1 = 12$, $n_2 = 22$: $F = 2,226$,

b) $n_1 = 24$, $n_2 = 10$: $F = 2,737$

und für

$$p_h = \frac{\dfrac{6}{11} \cdot 2{,}226}{1 + \dfrac{6}{11} \cdot 2{,}226} = 0{,}552$$

sowie

$$p_m = \frac{1}{1 + \dfrac{12}{5} \cdot 2{,}737} = 0{,}132 \; .$$

In einem Bienenvolke mit 55,2 % kranken Bienen erhielten wir nur in 5 % aller Stichproben von 16 Stück *höchstens* 5 kranke Bienen. In einem Bienenvolk mit 13,2 % kranken Bienen erhielten wir nur in 5 % aller Stichproben von 16 Stück *mindestens* 5 kranke Bienen.

242 Seltene Ereignisse

Wenn wir es mit seltenen Ereignissen zu tun haben, wenn also in der Urne die Zahl der roten Kugeln im Verhältnis zu den weißen Kugeln sehr klein ist, gilt die Formel (1) von 241 nicht mehr. Man muß dann sehr viele Kugeln ziehen, um die sehr kleine Häufigkeit der roten Kugeln ermitteln zu können. Die Wahrscheinlichkeit, in einer sehr großen Stichprobe N rote Kugeln festzustellen, beträgt

$$\frac{\overline{x}^N}{N!} \, e^{-\overline{x}} \, , \tag{1}$$

wobei $\overline{x}$ den Durchschnitt aller Ereigniszahlen bedeutet.

Sicherheitsschwellen bestimmen wir, indem wir die Durchschnitte $\overline{x}_h$ und $\overline{x}_m$ derart festlegen, daß

a) in P % aller Stichproben das Ereignis (rote Kugel) *höchstens* Nmal auftritt, und

b) in P % aller Stichproben das Ereignis *mindestens* Nmal auftritt.

Um den Durchschnitt $\overline{x}_h$ zu finden, müssen wir eine Summe von Ausdrücken der Form (1) bilden, wobei N die Werte 0, 1, 2, ... N annimmt. Entsprechend finden wir $\overline{x}_m$, wenn wir eine Summe bilden, in der im Ausdruck (1) N nacheinander gleich N, $N+1$, $N+2$, ... ∞ gesetzt wird.

Durch Vergleich mit der Formel (4) von 311.1 ersehen wir, daß man $\overline{x}_h$ und $\overline{x}_m$ wie folgt bestimmt.

a) Mit $n = 2\,(N+1)$ suchen wir in der Tafel II den Wert von χ^2, der zu P gehört. Dann wird

$$\overline{x}_h = \frac{\chi^2}{2} \tag{2}$$

b) Mit $n = 2N$ suchen wir in der Tafel II den Wert von χ^2, der zu $1 - P$ gehört, und können dann berechnen

$$\overline{x}_m = \frac{\chi^2}{2} \; . \tag{3}$$

Beispiel 26. Größte Überschwemmungen des Rheins in Basel (GHEZZI).
In Basel hat der Rhein zwischen 1808 und 1925 fünfmal einen Pegelstand
von 5,5 m überschritten.

a) Mit $n = 12$ finden wir in der Tafel II zu $P = 0{,}05$

$$\chi^2 = 21{,}026$$

und damit

$$\overline{x}_h = 10{,}513$$

b) Mit $n = 10$ finden wir bei $P = 0{,}95$

$$\chi^2 = 3{,}940$$

und somit

$$\overline{x}_m = 1{,}970$$

Mit einer durchschnittlichen Zahl von $\overline{x}_h = 10{,}513$ größten Überschwemmungen hätten wir nur in einem von 20 Jahrhunderten *höchstens 5* derartige
Überschwemmungen zu erwarten. Mit einer durchschnittlichen Zahl von
$\overline{x}_m = 1{,}970$ größten Überschwemmungen hätten wir nur in einem von 20 Jahrhunderten *mindestens 5* solche Überschwemmungen zu erwarten.

25 Das Prüfen des Abweichens
der beobachteten von der theoretischen Verteilung

Die Häufigkeiten einer beobachteten Verteilung seien mit f_j, die unter einer
bestimmten Annahme theoretisch zu erwartenden Werte mit φ_j bezeichnet.
Um zu prüfen, ob die Gesamtheit der Unterschiede

$$d_j = f_j - \varphi_j$$

nur als zufällig oder als wesentlich anzusehen sind, bedienen wir uns des Prüfverfahrens der χ-Verteilung, indem wir die Größe

$$\chi^2 = \underset{j=1}{\overset{M}{S}} \; \frac{d_j^2}{\varphi_j} \tag{1}$$

berechnen. Andererseits finden wir in der Tafel II die Werte von χ^2, die mit
der Häufigkeit P erreicht oder überschritten werden.

Beispiel 27. Wie verhalten sich die Häufigkeiten der Augenzahlen in dem
Wolfschen Würfelversuch (Beispiel 10, weißer Würfel) zu den bei einem idealen
Würfel zu erwartenden Häufigkeiten?

Augenzahl j	Häufigkeit		Unter-schied d_j	$\dfrac{d_j^2}{\varphi_j}$
	Versuch f_j	Annahme φ_j		
1	3250	3333	− 83	2,0667
2	3445	3333	+ 112	3,7632
3	2899	3333	− 434	56,5068
4	2837	3333	− 496	73,8048
5	3643	3333	+ 310	28,8300
6	3926	3333	+ 593	105,4947
S	20 000	19 998	+ 2	270,4662

Wir erhalten demnach $\chi^2 = 270,47$. In der Tafel II müssen wir mit der Zahl der «Freiheitsgrade» eingehen; diese ist gleich der Zahl der Klassen, für die der Unterschied d_j unabhängig von den andern angegeben werden kann. Dies

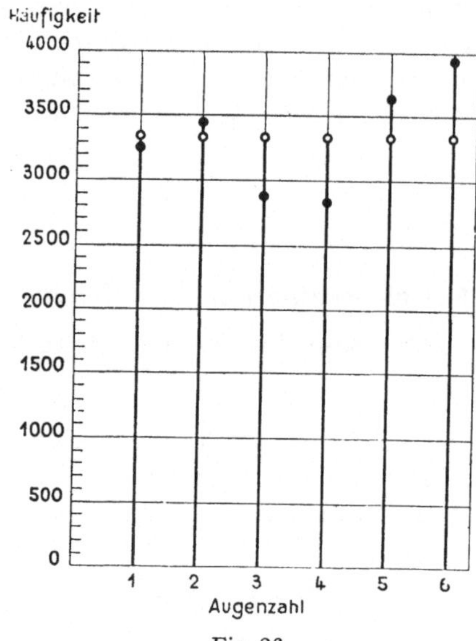

Fig. 26

Abweichen der beobachteten von den theoretischen Häufigkeiten

ist hier für 5 Klassen der Fall, da dann die Häufigkeit in der sechsten bestimmt ist. Für $n = 5$ finden wir in der Tafel II mit $P = 0,001$

$$\chi^2 = 20,517 \, .$$

Das gefundene $\chi^2 = 270,47$ liegt demnach weit außerhalb der Sicherheitsschwelle und die Abweichung der beobachteten Häufigkeiten von denjenigen eines idealen Würfels ist demnach nicht nur zufällig. Die Zahlen $\dfrac{d_j^2}{\varphi_j}$ zeigen überdies, daß vor allem die 6 und die 4 stark abweichen.

Eine bemerkenswerte Anwendung des eben erläuterten Prüfverfahrens ergibt sich, wenn wir die Abhängigkeit zweier qualitativer Merkmale beurteilen wollen. Wir erläutern dies an dem in 135 behandelten Beispiel 9.

Beispiel 28. Ist der im Beispiel 9 festgestellte Unterschied in der Wirksamkeit der beiden Mittel gesichert?

Wir hatten für die Unterschiede $d_j = f_j - \varphi_j$ jedesmal den gleichen Wert $d = 33$. Für eine Vierfeldertafel vereinfacht sich der Ausdruck (1) für χ^2 wie folgt

$$\chi^2 = d^2 \left(\frac{1}{\varphi_1} + \frac{1}{\varphi_2} + \frac{1}{\varphi_3} + \frac{1}{\varphi_4} \right). \qquad (2)$$

Wir hatten bei Unabhängigkeit zwischen den beiden Behandlungsarten und der Erkrankungshäufigkeit folgende Zahlen erhalten.

Theoretische Häufigkeiten bei Unabhängigkeit

Befund	Behandlung mit		S
	Chloropikrin	Frow	
Gesund	210	271	481
Krank	30	40	70
S	240	311	551

Somit erhalten wir für χ^2 gemäß (2)

$$\chi^2 = 33^2 \left(\frac{1}{210} + \frac{1}{271} + \frac{1}{30} + \frac{1}{40} \right) = 72{,}73.$$

Für die Vierfeldertafel ergibt sich nur ein Freiheitsgrad ($n = 1$). Wir finden in der Tafel II zu $P = 0{,}001$ den Wert

$$\chi^2 = 10{,}827,$$

so daß also die unterschiedliche Wirkung der Behandlungen gesichert ist.

3 THEORIE DER STICHPROBEN

30 Binomische, Poissonsche und normale Verteilung

301 Binomische Verteilung

Einleitend wollen wir kurz einige Begriffe der Wahrscheinlichkeitstheorie an verschiedenen, den Würfel betreffenden Aufgaben erörtern.

Stellen wir uns einen idealen Würfel vor, bei dem die Wahrscheinlichkeit, 1, 2, 3, 4, 5 oder 6 zu werfen bei jedem Wurf genau 1/6 betrage.

Fig. 27

Wahrscheinlichkeit beim Würfeln

Betrachten wir nun die Wahrscheinlichkeit in einem Wurfe *entweder* 1 *oder* 2 zu werfen, so ist klar, daß wir die *Summe* der Einzelwahrscheinlichkeiten nehmen müssen, daß also die gesuchte Wahrscheinlichkeit sich auf 2/6 beläuft.

Fragen wir sodann nach der Wahrscheinlichkeit, mit einem ersten Würfel 6 und mit einem zweiten ebenfalls 6 zu werfen. Wir wollen voraussetzen, die Ergebnisse beim Spielen mit den beiden Würfeln seien voneinander unabhängig. In diesem Falle sagen wir, die Wahrscheinlichkeiten beim Spielen mit dem einen Würfel seien von denen des andern *stochastisch unabhängig*. Die Wahrscheinlichkeiten wären beispielsweise voneinander nicht stochastisch unabhängig, wenn die beiden Würfel miteinander durch einen kurzen Faden verbunden wären.

Stochastische Unabhängigkeit vorausgesetzt, ist die Wahrscheinlichkeit, mit einem ersten Würfel 6 *und* dem zweiten ebenfalls 6 zu werfen, gleich dem *Produkt* der Einzelwahrscheinlichkeiten, somit gleich 1/36.

Wir können nun auch die Wahrscheinlichkeit bestimmen, mit zwei Würfeln zusammen 5 Augen zu werfen. Figur 28 zeigt uns, daß wir vier verschiedene Möglichkeiten haben, nämlich 4+1, 3+2, 2+3 und 1+4. Die Wahrscheinlichkeit für jede einzelne dieser Möglichkeiten beträgt 1/36. Die Wahrscheinlichkeit in einem Wurf mit beiden Würfeln irgend eine der vier Möglichkeiten zu erhalten, beläuft sich auf die Summe der vier eben genannten Wahrscheinlichkeiten, ist also 4/36.

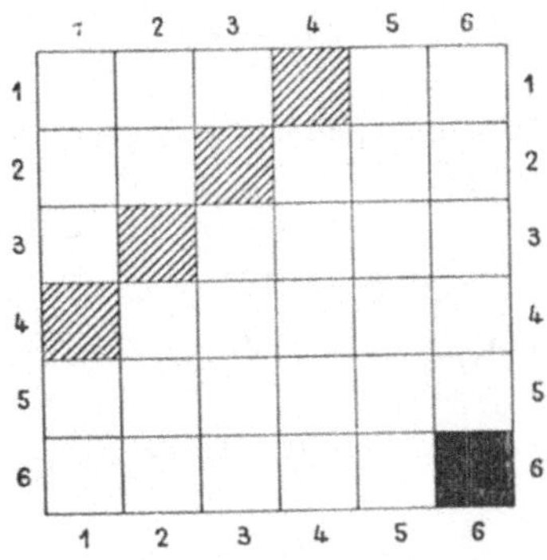

Fig. 28
Wahrscheinlichkeiten beim Spielen mit zwei Würfeln

Wir wenden uns nun einer allgemeineren Frage zu, deren Lösung die binomische Verteilung ergeben wird.

In einer Urne befinden sich r rote und w weiße Kugeln, wobei r größer als w sei. Wir greifen aus dieser Urne wahllos eine Kugel heraus und merken uns die Farbe, worauf wir die Kugel in die Urne zurücklegen. Wie groß ist die Wahrscheinlichkeit $\varphi(x)$, in m Zügen x mal rot (und $m-x$ mal weiß) zu ziehen?

Die Wahrscheinlichkeit, in einem Zuge eine rote Kugel zu ziehen, beträgt $\dfrac{r}{r+w}$, die Wahrscheinlichkeit, eine weiße Kugel zu ziehen $\dfrac{w}{r+w}$.

Die Wahrscheinlichkeit, im ersten Zuge rot *und* im zweiten, dritten, vierten, ... *und* im $m$ten Zuge weiß zu ziehen ist gleich dem *Produkt*

$$\left(\frac{r}{r+w}\right)\left(\frac{w}{r+w}\right)\left(\frac{w}{r+w}\right)\cdots\left(\frac{w}{r+w}\right)=\left(\frac{r}{r+w}\right)\left(\frac{w}{r+w}\right)^{m-1}. \qquad (1)$$

Es gibt m Möglichkeiten, in m Zügen einmal rot und $(m-1)$ mal weiß zu ziehen. Die Wahrscheinlichkeit, in m Zügen *entweder* die soeben angeschriebene Anordnung einer roten und $(m-1)$ weißer Kugeln anzutreffen *oder* irgendeine der $(m-1)$ übrigen möglichen Anordnungen ist gleich der *Summe* von m Größen (1). Die Wahrscheinlichkeit $\varphi(1)$, in m Zügen einmal eine rote und $(m-1)$ mal eine weiße Kugel zu ziehen, beträgt demnach

$$\varphi(1) = m\left(\frac{r}{r+w}\right)\left(\frac{w}{r+w}\right)^{m-1}. \qquad (2)$$

Setzen wir noch

$$\frac{r}{r+w}=p \quad\text{und}\quad \frac{w}{r+w}=q,$$

so erhalten wir an Stelle von (2)

$$\varphi(1) = m \cdot p \cdot q^{m-1}. \qquad (2a)$$

Für die Wahrscheinlichkeit, in den 2 ersten Zügen rot und in den übrigen
$(m-2)$ Zügen weiß zu ziehen, finden wir

$$p^2 q^{m-2}.$$

Die Zahl der möglichen Anordnungen der beiden Züge roter Kugeln in der Gesamtheit der m Züge beträgt

$$\frac{m(m-1)}{2}$$

und die Wahrscheinlichkeit $\varphi(2)$, in m Zügen 2 rote und $m-2$ weiße Kugeln
zu ziehen,

$$\varphi(2) = \frac{m(m-1)}{2} \, p^2 q^{m-2}. \tag{2b}$$

Verallgemeinern wir den Gedankengang, so finden wir die Wahrscheinlichkeit $\varphi(x)$, in x von m Zügen eine rote Kugel zu ziehen

$$\varphi(x) = \frac{m(m-1)(m-2)\ldots(m-x+1)}{1\cdot 2\cdot 3\cdot\ldots\ x} \, p^x q^{m-x}$$

oder

$$\varphi(x) = \binom{m}{x} p^x q^{m-x}. \tag{3}$$

Tragen wir für jedes x von 0 bis m den zugehörigen Wert $\varphi(x)$ auf, so finden
wir die sogenannte *binomische oder Bernoullische* Verteilung. Die Häufigkeiten
$\varphi(x)$ sind nur für ganzzahlige Werte von x zwischen 0 und m festgelegt.

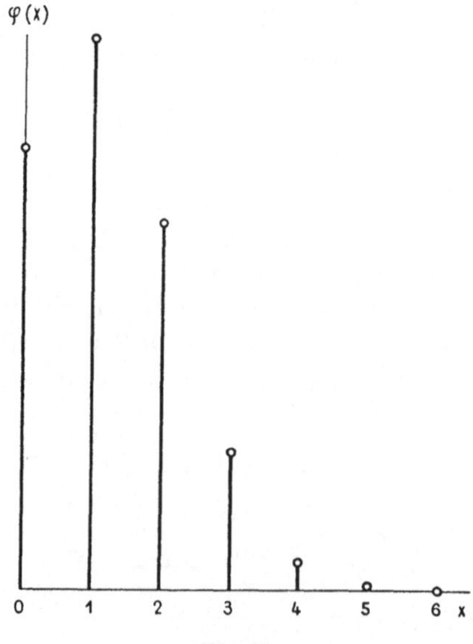

Fig. 29

Binomische Verteilung. $m=6$, $p=\tfrac{1}{3}$, $q=\tfrac{2}{3}$

Als Summe der Werte $\varphi(x)$ erhalten wir

$$\sum_{x=0}^{m} \varphi(x) = \sum_{x=0}^{m} \binom{m}{x} p^x q^{m-x}$$

$$= q^m + \binom{m}{1} p q^{m-1} + \binom{m}{2} p^2 q^{m-2} + \dots + \binom{m}{m-x} p^x q^{m-x} + \dots + p^m$$

$$\sum_{x=0}^{m} \varphi(x) = (p+q)^m = 1. \tag{4}$$

Um den Verlauf von $\varphi(x)$ für $x = 0, 1, 2, \dots m$ beschreiben zu können, leiten wir eine Differenzengleichung für $\varphi(x)$ ab. Wir schreiben zunächst die Gleichung (3) für $x+1$ und erhalten

$$\varphi(x+1) = \frac{m(m-1)\dots(m-x+1)(m-x)}{1\cdot 2\cdot \dots \cdot x \cdot (x+1)} p^{x+1} q^{m-x-1}.$$

Ersetzen wir rechts mit $\varphi(x)$, so wird

$$\varphi(x+1) = \frac{p}{q} \cdot \frac{m-x}{x+1} \varphi(x). \tag{5}$$

Die größte Häufigkeit $\varphi(x)$ erhalten wir dort, wo

$$\frac{p}{q} \cdot \frac{m-x}{x+1} = 1$$

wird, was bei

$$x = p(m+1) - 1 \tag{6}$$

der Fall ist. Die binomische Verteilung ist eingipflig, hat ihr Maximum in dem durch (6) gegebenen Wert von x und wird symmetrisch, wenn $p = q$ ist.

Der Durchschnitt μ aller Werte x und ihre Streuung σ^2 lassen sich mit Hilfe der Differenzengleichung (5) unschwer berechnen. Da gemäß (4) die Summe aller Häufigkeiten $\varphi(x)$ gleich 1 ist, kann μ definiert werden als

$$\mu = \sum_{x=0}^{m} x \cdot \varphi(x).$$

Wir schreiben nun die Gleichung (5) in der Form

$$(x+1) q \cdot \varphi(x+1) = p \cdot m \cdot \varphi(x) - p \cdot x \cdot \varphi(x). \tag{7}$$

Durch Summieren von (7) finden wir

$$q \cdot \mu = p \cdot m - p \cdot \mu$$

oder

$$\mu = p \cdot m. \tag{8}$$

Andererseits ist

$$\sigma^2 = \sum_{x=0}^{m} (x-\mu)^2 \cdot \varphi(x),$$

woraus

$$\sum_{x=0}^{m} x^2 \cdot \varphi(x) = \sigma^2 + \mu^2.$$

Linder 6

Multiplizieren wir (7) links und rechts mit $(x+1)$, so erhalten wir nach einigem Umformen

$$\sigma^2 = m \cdot p \cdot q. \tag{9}$$

Beispiel 29. Männliche Tiere in Würfen von 6 Ferkeln (SNEDECOR).
In $N = 221$ Fällen fand man die Zahl x der männlichen Tiere mit der Häufigkeit $f(x)$.

x	$f(x)$	$x \cdot f(x)$
0	3	0
1	16	16
2	53	106
3	78	234
4	53	212
5	18	90
6	0	0
S	221	658

Für den Durchschnitt $\overline{x}$ erhalten wir

$$\overline{x} = 2{,}977.$$

Da bei der binomischen Verteilung

$$\mu = mp,$$

finden wir

$$p = \frac{2{,}977}{6} = 0{,}5 \quad \text{(angenähert)}.$$

Wählen wir also $p = q = \frac{1}{2}$, so wird für die theoretischen Häufigkeiten $\varphi(x)$, die wir den beobachteten Häufigkeiten $f(x)$ gegenüberstellen wollen,

$$\varphi(x) = \binom{6}{x}\left(\frac{1}{2}\right)^6.$$

Wir berechnen die Häufigkeiten $\varphi(x)$ am besten, wenn wir, ausgehend von $\varphi(0)$, die Differenzengleichung

$$\varphi(x+1) = \frac{6-x}{x+1}\,\varphi(x)$$

benützen.

$$\begin{aligned}
\varphi(0) &= (1/2)^6 &&= 1/64 \\
\varphi(1) &= 6 \cdot 1/64 &&= 6/64 \\
\varphi(2) &= 5/2 \cdot 6/64 &&= 15/64 \\
\varphi(3) &= 4/3 \cdot 15/64 &&= 20/64 \\
\varphi(4) &= 3/4 \cdot 20/64 &&= 15/64 \\
\varphi(5) &= 2/5 \cdot 15/64 &&= 6/64 \\
\varphi(6) &= 1/6 \cdot 6/64 &&= 1/64
\end{aligned}$$

Stehen die beobachteten Häufigkeiten mit den theoretisch berechneten im Einklang? Um einen Entscheid treffen zu können, wenden wir das χ-Prüfverfahren an. Da die theoretische Häufigkeit $\varphi(0) = 3{,}45$, also kleiner als 5 ist, empfiehlt es sich, die beiden Klassen $x = 0$ und $x = 1$ zusammenzufassen, ebenso die Klassen $x = 5$ und $x = 6$. Wir berechnen dann χ^2 wie folgt:

x	$\varphi(x)$	$f(x)$	$d_x = \varphi(x) - f(x)$	d_x^2	$\dfrac{d_x^2}{\varphi(x)}$
$0+1$	24,17	19	5,17	26,73	1,106
2	51,80	53	$-1{,}20$	1,44	0,028
3	69,06	78	$-8{,}94$	79,92	1,157
4	51,80	53	$-1{,}20$	1,44	0,028
$5+6$	24,17	18	6,17	38,07	1,575
S	221,00	221	0,00	$\chi^2 = 3{,}894$	

Da wir die theoretische Häufigkeitsverteilung auf die Gesamtzahl 221 und auf den Durchschnitt $\overline{x} = 2{,}977$ abgestimmt haben, bleiben uns für die fünf Klassen $n = 3$ Freiheitsgrade. Mit $n = 3$ Freiheitsgraden finden wir in der Tafel II

$$\text{bei } P = 0{,}5 : \chi^2 = 7{,}815 \, .$$

Die Abweichungen zwischen der theoretischen und der beobachteten Verteilung sind demnach nur zufälliger Art.

302 Grenzfälle der binomischen Verteilung

302.1 Grenzfall der seltenen Ereignisse

Einen ersten Grenzfall der binomischen Verteilung finden wir, wenn wir den Anteil p der roten Kugeln in der Urne sehr klein werden lassen. Wir suchen die Verteilung $\varphi(x)$ wenn p gegen 0, also q gegen 1, und gleichzeitig m gegen ∞ streben. Dabei soll aber

$$m p = \lambda$$

endlich bleiben.

Aus der Differenzengleichung (5) von 301 erhalten wir

$$\varphi(x + 1) = \frac{m \cdot p}{(x+1)q} \, \varphi(x) - \frac{x \cdot p}{(x+1)q} \, \varphi(x) \, .$$

Unter den genannten Bedingungen wird daraus

$$\varphi(x + 1) = \frac{\lambda}{x+1} \, \varphi(x) \, . \tag{1}$$

Durch fortgesetztes Ersetzen von φ auf der rechten Seite der Gleichung (1) finden wir

$$\varphi(x) = \frac{\lambda^x}{x!} \, \varphi(0) \, . \tag{2}$$

Um $\varphi(0)$ zu bestimmen, bedenken wir, daß

$$\sum_{x=0}^{\infty} \varphi(x) = \varphi(0)\left(1 + \lambda + \frac{\lambda^2}{2!} + \frac{\lambda^3}{3!} + \ldots + \frac{\lambda^x}{x!} + \ldots\right) = 1$$

oder also

$$\varphi(0) = e^{-\lambda}$$

und damit

$$\varphi(x) = \frac{\lambda^x \cdot e^{-\lambda}}{x!} \,. \tag{3}$$

Dies ist die Häufigkeitsverteilung der *seltenen* Ereignisse oder die *Poissonsche Verteilung*.

Aus der Differenzengleichung (1) geht hervor, daß die Verteilung bei $x = \lambda$ ein Maximum besitzt.

Den Durchschnitt μ und die Streuung σ^2 können wir nach dem im Abschnitt 301 angewandten Verfahren unschwer berechnen. Wir schreiben die Differenzengleichung (1) in der Form

$$(x + 1) \cdot \varphi(x + 1) = \lambda \cdot \varphi(x) \tag{4}$$

und summieren links und rechts über x. Damit erhalten wir

$$\mu = \lambda \,. \tag{5}$$

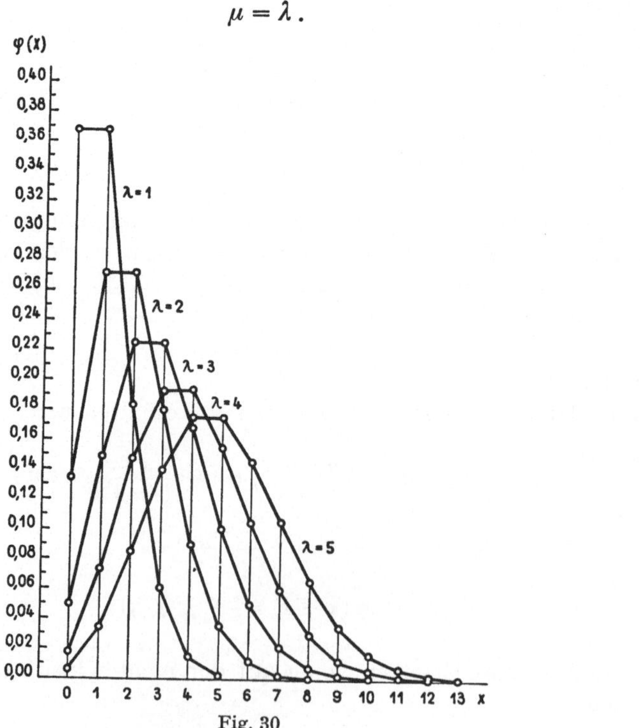

Fig. 30

Poissonsche Verteilungen

Für die Streuung erhalten wir

$$\sigma^2 = \sum_{x=0}^{\infty} (x - \mu)^2 \varphi(x) = \sum_{x=0}^{\infty} x^2 \cdot \varphi(x) - \mu^2 \,.$$

Multiplizieren wir nun (4) links und rechts mit $(x+1)$, so wird

$$(x + 1)^2 \varphi(x + 1) = \lambda \cdot x \cdot \varphi(x) + \lambda \cdot \varphi(x)$$

und durch Summieren

$$\sigma^2 + \mu^2 = \lambda\mu + \lambda$$

oder, da nach (5) $\mu = \lambda$,

$$\sigma^2 = \lambda \,. \tag{6}$$

Beispiel 30. Szintillationen bei Polonium (RUTHERFORD und GEIGER).

Wir greifen auf das Beispiel 5 im Abschnitt 12 zurück und berechnen zu den dort angegeben beobachteten Häufigkeiten die theoretischen unter der Voraussetzung, daß diese der Poissonschen Verteilung (3) folgen.

Da $\lambda = \overline{x} = 4{,}014$, ergibt sich für $792 \cdot \varphi(0)$

$$792 \cdot \varphi(0) = 792 \cdot e^{-4{,}014} = 14{,}3 \,.$$

Die weiteren Werte von $792 \cdot \varphi(x)$ finden wir durch Anwenden der Differenzengleichung (1). In der nachstehenden Zusammenstellung zeigen wir, wie χ^2 zu berechnen ist.

x	$f(x)$	$792 \cdot \varphi(x)$	$d_x = f(x) - 792 \cdot \varphi(x)$	d_x^2	$\dfrac{d_x^2}{792 \cdot \varphi(x)}$
0	15	14,3	+ 0,7	0,49	0,034
1	56	57,4	− 1,4	1,96	0,034
2	106	115,2	− 9,2	84,64	0,735
3	152	154,1	− 2,1	4,41	0,029
4	170	154,7	+15,3	234,09	1,513
5	122	124,2	− 2,2	4,84	0,039
6	88	83,1	+ 4,9	24,01	0,289
7	50	47,6	+ 2,4	5,76	0,121
8	17	23,9	− 6,9	47,61	1,992
9—13	16	17,3	− 1,3	1,69	0,098
S	792	791,8	+ 0,2		$\chi^2 = 4{,}884$

Die theoretischen Häufigkeiten errechneten wir gestützt auf die Gesamtzahl $N = 792$ und den Durchschnitt $\overline{x} = 4{,}014$, so daß uns für die 10 Klassen noch $n = 8$ Freiheitsgrade bleiben.

Mit $n = 8$ Freiheitsgraden finden wir in der Tafel II

$$\text{für } P = 0{,}05 : \chi^2 = 15{,}507$$

Das berechnete $\chi^2 = 4{,}884$ liegt demnach innerhalb der Sicherheitsschwelle. Die beobachtete Verteilung unterscheidet sich von der theoretischen nur zufällig.

302.2 *Normalverteilung*

Den wichtigsten Grenzfall der binomischen Verteilung bildet die Normalverteilung, auch Gauß-Laplacesche Verteilung genannt. Ihre Formel finden wir am einfachsten, wenn wir in der Binomialverteilung $p = q = \frac{1}{2}$ setzen und dann m gegen ∞ streben lassen.

Mit $p = q = \frac{1}{2}$ erhalten wir aus der Formel (3) von 301 für die Binomialverteilung

$$\varphi(x) = \binom{m}{x}\left(\frac{1}{2}\right)^m \tag{1}$$

oder

$$\varphi(x) = \frac{m\,(m-1)\,(m-2)\ldots(m-x+1)}{1\cdot 2\cdot 3\cdot\ldots\cdot x}\left(\frac{1}{2}\right)^m \tag{2}$$

und

$$\mu = \frac{m}{2}$$

sowie

$$\sigma^2 = \frac{m}{4}\,.$$

Wenn nun m gegen ∞ strebt, werden der Durchschnitt μ und die Streuung σ^2 unendlich große Werte annehmen. Statt die Werte von $\varphi(x)$ bei wachsendem m zu untersuchen, gehen wir daher vom höchsten Wert von $\varphi(x)$ aus und betrachten den Verlauf der Werte $\varphi(x)$ von jenem Höchstwert aus.

Der Einfachheit halber nehmen wir noch an, m sei eine gerade Zahl: $m = 2h$. Da die Verteilung $\varphi(x)$ für $p = q$ symmetrisch wird, erhalten wir den Höchstwert von $\varphi(x)$ mit $x = h$. Für $\varphi(h)$ können wir schreiben

$$\varphi(h) = \left(\frac{1}{2}\right)^{2h}\binom{2h}{h} \tag{3a}$$

und für $\varphi(h+x)$

$$\varphi(h+x) = \left(\frac{1}{2}\right)^{2h}\binom{2h}{x+h}\,. \tag{3b}$$

Für das Verhältnis von $\varphi(h+x)$ zu $\varphi(h)$ erhalten wir

$$\frac{\varphi(h+x)}{\varphi(h)} = \frac{h\,(h-1)\,(h-2)\ldots(h-x+1)}{(h+1)\,(h+2)\ldots(h+x)}$$

oder auch

$$\frac{\varphi(h+x)}{\varphi(h)} = \frac{\left(1-\dfrac{1}{h}\right)\left(1-\dfrac{2}{h}\right)\cdots\left(1-\dfrac{x-1}{h}\right)}{\left(1+\dfrac{1}{h}\right)\left(1+\dfrac{2}{h}\right)\cdots\left(1+\dfrac{x}{h}\right)}\,. \tag{4}$$

Betrachten wir solche Werte von x, die gegenüber h klein sind, so daß $\left(\dfrac{x}{h}\right)^2$

gegenüber $\left(\dfrac{x}{h}\right)$ vernachlässigt werden kann. Unter diesen Umständen können wir in (4) jede Klammer mittels der logarithmischen Reihe

$$\log \text{nat} \, (1 + \delta) = \delta - \frac{\delta^2}{2} + \frac{\delta^3}{3} - \frac{\delta^4}{4} + - \ldots$$

ersetzen, und erhalten

$$\log \text{nat} \, \frac{\varphi(h+x)}{\varphi(h)} = -\frac{2}{h} \left[1 + 2 + 3 + \ldots + (x-1)\right] - \frac{x}{h}$$

$$= -\frac{x(x-1)}{h} - \frac{x}{h} = -\frac{x^2}{h}$$

oder also

$$\varphi(h+x) = \varphi(h) \cdot e^{-\frac{x^2}{h}}.$$

Da aber $h = 2\sigma^2$, erhalten wir

$$\varphi(h+x) = \varphi(h) \cdot e^{-\frac{x^2}{2\sigma^2}}. \tag{5}$$

Welchen Wert nimmt nun $\varphi(h)$ an, wenn h gegen ∞ strebt?
Nach (3a) können wir für $\varphi(h)$ auch setzen

$$\varphi(h) = \frac{(2h)!}{h! \, h!} \left(\frac{1}{2}\right)^{2h}. \tag{6}$$

Andererseits hat man bekanntlich für große Werte von h angenähert (Stirlingsche Formel)

$$h! = \sqrt{2h\pi} \cdot \frac{h^h}{e^h}.$$

Diese Formel in (6) angewandt, ergibt

$$\varphi(h) = \frac{1}{\sqrt{h\pi}}.$$

Ersetzen wir darin ebenfalls h durch $2\sigma^2$, so wird aus (5)

$$\varphi(h+x) = \frac{1}{\sigma\sqrt{2\pi}} \cdot e^{-\frac{x^2}{2\sigma^2}}. \tag{7}$$

Dies ist die Formel für die Normalverteilung. Offensichtlich fällt die Verteilung von $\varphi(h)$ aus symmetrisch nach beiden Seiten ab, da

$$\varphi(h+x) = \varphi(h-x). \tag{8}$$

Infolgedessen erhält man für den Durchschnitt

$$\mu = h. \tag{9}$$

Setzen wir nun in der Formel (7) an Stelle von $h+x$ einfach x, so müssen wir x durch $x-h$ oder $x-\mu$ ersetzen und bekommen für (7)

$$\varphi(x) = \frac{1}{\sigma\sqrt{2\pi}} \cdot e^{-\frac{(x-\mu)^2}{2\sigma^2}}. \tag{10}$$

Formel (10) stellt die übliche Form der Normalverteilung dar.

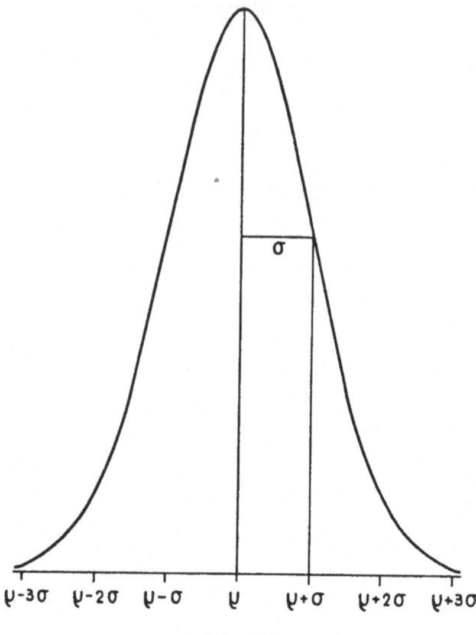

Fig. 31
Normalverteilung

Aus der Formel für die Streuung

$$\int\limits_{-\infty}^{+\infty} (x-\mu)^2\, \varphi(x)\, dx = \int\limits_{-\infty}^{+\infty} \frac{(x-\mu)^2}{\sigma\sqrt{2\pi}}\, e^{-\frac{(x-\mu)^2}{2\sigma^2}}\, dx$$

findet man, daß die Streuung tatsächlich gleich σ^2 wird.
Des weitern läßt sich auch zeigen, daß

$$\int\limits_{-\infty}^{+\infty} \frac{1}{\sigma\sqrt{2\pi}} \cdot e^{-\frac{(x-\mu)^2}{2\sigma^2}}\, dx = 1\,.$$

Suchen wir die Wendepunkte der Verteilung $\varphi(x)$, so stellen wir fest, daß sie in den Punkten $x = \mu + \sigma$ und $x = \mu - \sigma$ liegen.
Wir haben die Normalverteilung als Grenzfall der binomischen Verteilung abgeleitet, indem wir bei $p = q = \tfrac{1}{2}$ die Zahl der Züge aus der Urne — m — gegen unendlich wachsen ließen. Es läßt sich zeigen, daß auch bei anderen Werten von p im Grenzfall annähernd eine normale Verteilung entsteht; erst wenn p nahe gegen 0 geht, weicht die entstehende Verteilung von der Normalverteilung erheblich ab.
Während die Binomialverteilung nur für ganzzahlige Werte gegeben ist, rücken die Werte von x bei der Normalverteilung unendlich dicht aneinander, so daß die Verteilung kontinuierlich wird.

31 Die Prüfverteilungen

In den folgenden Abschnitten leiten wir die Verteilungen ab, von denen wir im Kapitel 2 zeigten, wie sie angewandt werden können. Wir gehen dabei immer von der Normalverteilung aus, wobei stets der Durchschnitt $\mu = 0$ und die Streuung $\sigma^2 = 1$ gewählt werden. Da die Normalverteilung kontinuierlich ist, betrachten wir die Wahrscheinlichkeit, mit der wir einen Wert zwischen x und $x + dx$ erhalten. Wir schreiben diese Wahrscheinlichkeit in der Form

$$d\varphi(x) = \frac{1}{\sqrt{2\pi}} \cdot e^{-\frac{x^2}{2}}\, dx. \tag{1}$$

Den Übergang von der allgemeinen Theorie der folgenden Abschnitte zu den Anwendungen behandeln wir im Abschnitt 32.

311 Die χ-Verteilung von Karl Pearson

Wir betrachten n voneinander stochastisch unabhängige, normal verteilte Größen $x_1, x_2, x_3, \ldots x_n$ und bilden

$$\chi^2 = x_1^2 + x_2^2 + \ldots + x_n^2 = \mathop{S}_{i=1}^{n} x_i^2. \tag{1}$$

Gesucht wird die Wahrscheinlichkeit $d\varphi(\chi^2)$ dafür, daß die Summe $x_1^2 + x_2^2 + x_3^2 + \ldots + x_n^2$ zwischen χ^2 und $(\chi + d\chi)^2$ liegt.

Nach unserer Voraussetzung haben wir für jede der Größen x_i

$$d\varphi(x_i) = \frac{1}{\sqrt{2\pi}} \cdot e^{-\frac{x_i^2}{2}}\, dx_i. \tag{2}$$

Die Wahrscheinlichkeit dafür, daß x_1 zwischen x_1 und $x_1 + dx_1$ *und* zugleich x_2 zwischen x_2 und $x_2 + dx_2$ liegt, und so fort, entspricht dem *Produkt* der einzelnen Wahrscheinlichkeiten

$$d\varphi(x_1) \cdot d\varphi(x_2) \ldots d\varphi(x_n) = \left(\frac{1}{\sqrt{2\pi}}\right)^n \cdot e^{-\frac{1}{2}\mathop{S}_{i=1}^{n} x_i^2}\, dx_1 dx_2 \ldots dx_n. \tag{3}$$

Der Ausdruck (3) stellt die Wahrscheinlichkeit für das Auftreten einer bestimmten Wertegruppe $x_1, x_2, x_3, \ldots x_n$ dar, die der Gleichung (1) genügt. Die Gesamtheit aller Wertegruppen $x_1, x_2, x_3, \ldots x_n$, welche die Gleichung (1) erfüllen, läßt sich als Hyperkugel in einem n-dimensionalen kartesischen Raum darstellen, deren Radius gleich χ ist. In diesem Raume stellen die Werte von $x_1, x_2, x_3, \ldots x_n$, die der Ungleichung

$$\chi^2 < x_1^2 + x_2^2 + x_3^2 + \ldots + x_n^2 < (\chi + d\chi)^2 \tag{4}$$

genügen, die einer unendlich dünnen Kugelschicht angehörenden Punkte dar.

Die Wahrscheinlichkeit dafür, daß die Größen x_1, x_2, x_3, ... x_n *irgendeine* der durch die Ungleichung (4) gegebene Wertegruppe bilden, erhalten wir als die *Summe* aller Ausdrücke (3), für alle durch (4) gegebenen Wertegruppen. Wir erhalten dafür das n-fache Integral des Ausdrucks (3) in den durch (4) festgelegten Grenzen. Damit erhalten wir die gesuchte Wahrscheinlichkeit $d\varphi(\chi^2)$

$$d\varphi(\chi^2) = \int \cdots_{(n)} \int \left(\frac{1}{\sqrt{2\pi}}\right)^n \cdot e^{-\frac{1}{2}\overset{n}{\underset{i=1}{S}} x_i^2} \, dx_1\, dx_2 \ldots dx_n. \tag{5}$$

Den Integranden können wir mit Hilfe von (1) umformen und finden

$$d\varphi(\chi^2) = \int \cdots_{(n)} \int \left(\frac{1}{\sqrt{2\pi}}\right)^n \cdot e^{-\frac{1}{2}\chi^2} \, dx_1\, dx_2 \ldots dx_n.$$

Im Integrationsbereich ist χ^2 konstant; der Faktor $e^{-\frac{1}{2}\chi^2}$ läßt sich vor das Integral nehmen.

$$d\varphi(\chi^2) = \left(\frac{1}{\sqrt{2\pi}}\right)^n \cdot e^{-\frac{1}{2}\chi^2} \int \cdots_{(n)} \int dx_1\, dx_2 \ldots dx_n.$$

Das n-fache Integral über $dx_1 dx_2 \ldots dx_n$ in den durch (4) gegebenen Grenzen stellt nichts anderes als das Volumen der Kugelschicht innerhalb der Radien χ und $\chi + d\chi$ dar. Nach LUDWIG SCHLÄFLI beläuft sich das Volumen der Kugel mit dem Radius χ im n-dimensionalen Raum auf

$$\frac{\pi^{\frac{n}{2}}}{\left(\frac{n}{2}\right)!} \cdot \chi^n,$$

wobei wir statt $\Gamma\left(\frac{n}{2} + 1\right)$ der Einfachheit halber $\left(\frac{n}{2}\right)!$ schreiben. Für die Kugelschicht innerhalb der Radien χ und $\chi + d\chi$ wird

$$\int \cdots_{(n)} \int dx_1 dx_2 \ldots dx_n = \frac{\pi^{\frac{n}{2}}}{\left(\frac{n}{2}\right)!} \, n \chi^{n-1} d\chi,$$

wenn wir die Glieder mit $d\chi^2$, $d\chi^3$ usw. vernachlässigen. Schließlich wird

$$d\varphi(\chi^2) = \frac{1}{\left(\frac{n-2}{2}\right)!} \left(\frac{\chi^2}{2}\right)^{\frac{n-2}{2}} e^{-\frac{\chi^2}{2}} d\left(\frac{\chi^2}{2}\right). \tag{6}$$

Als Durchschnitt von χ^2 findet man unschwer

$$\bar{\chi}^2 = n. \tag{7}$$

In der Tafel II sind die Größen

$$P = \int\limits_{\chi^2}^{\infty} d\varphi\,(\chi^2) \tag{8}$$

niedergelegt, und zwar in der Weise, daß zu bestimmten Werten von P die Werte von χ^2 angegeben sind, die sich nach der Beziehung (8) entsprechen. Diese Anordnung der Tafel stammt von R. A. FISHER.

311.1 Das Integral der χ-Verteilung als Teilsumme einer Poissonschen Verteilung

Das Integral der χ-Verteilung kann als Teilsumme einer Poissonschen Verteilung dargestellt werden. Dieser Zusammenhang wurde im Abschnitt 242 beim Prüfen seltener Ereignisse zu Hilfe genommen.

Wir betrachten das Integral

$$P = \int\limits_{\chi^2}^{\infty} d\varphi\,(\chi^2) = \int\limits_{\chi^2}^{\infty} \frac{1}{\left(\dfrac{n-2}{2}\right)!} \left(\frac{\chi^2}{2}\right)^{\frac{n-2}{2}} e^{-\frac{\chi^2}{2}} d\left(\frac{\chi^2}{2}\right) . \tag{1}$$

Durch partielle Integration finden wir

$$\int\limits_{\chi^2}^{\infty} \frac{1}{\left(\dfrac{n-2}{2}\right)!} \left(\frac{\chi^2}{2}\right)^{\frac{n-2}{2}} e^{-\frac{\chi^2}{2}} d\left(\frac{\chi^2}{2}\right) = \frac{1}{\left(\dfrac{n-2}{2}\right)!} \left(\frac{\chi^2}{2}\right)^{\frac{n-2}{2}} e^{-\frac{\chi^2}{2}} +$$

$$+ \int\limits_{\chi^2}^{\infty} \frac{1}{\left(\dfrac{n-4}{2}\right)!} \left(\frac{\chi^2}{2}\right)^{\frac{n-4}{2}} e^{-\frac{\chi^2}{2}} d\left(\frac{\chi^2}{2}\right) . \tag{2}$$

Wenden wir die Beziehung (2) auf das Integral auf der rechten Seite an, so wird

$$\int\limits_{\chi^2}^{\infty} \frac{1}{\left(\dfrac{n-2}{2}\right)!} \left(\frac{\chi^2}{2}\right)^{\frac{n-2}{2}} e^{-\frac{\chi^2}{2}} d\left(\frac{\chi^2}{2}\right) = \frac{1}{\left(\dfrac{n-2}{2}\right)!} \left(\frac{\chi^2}{2}\right)^{\frac{n-2}{2}} e^{-\frac{\chi^2}{2}} +$$

$$+ \frac{1}{\left(\dfrac{n-4}{2}\right)!} \left(\frac{\chi^2}{2}\right)^{\frac{n-4}{2}} e^{-\frac{\chi^2}{2}} + \int\limits_{\chi^2}^{\infty} \frac{1}{\left(\dfrac{n-6}{2}\right)!} \left(\frac{\chi^2}{2}\right)^{\frac{n-6}{2}} e^{-\frac{\chi^2}{2}} d\left(\frac{\chi^2}{2}\right) . \tag{3}$$

Wir können in (3) das Integral auf Grund von (2) ersetzen, und — sofern n eine gerade Zahl ist — weiterfahren, bis wir die folgende Beziehung erhalten:

$$P = \int\limits_{\chi^2}^{\infty} d\varphi\,(\chi^2) =$$

$$= e^{-\frac{\chi^2}{2}} \left[1 + \frac{\chi^2}{2} + \frac{1}{2!}\left(\frac{\chi^2}{2}\right)^2 + \frac{1}{3!}\left(\frac{\chi^2}{2}\right)^3 + \ldots + \frac{1}{\left(\frac{n-2}{2}\right)!}\left(\frac{\chi^2}{2}\right)^{\frac{n-2}{2}} \right]. \quad (4)$$

Das Integral der χ-Verteilung läßt sich demnach als die Summe der $\frac{n}{2}$ ersten Glieder der Poissonschen Verteilung darstellen, deren Durchschnitt gleich $\frac{\chi^2}{2}$ ist.

312 Die t-Verteilung von «Student»

Der t-Verteilung von «STUDENT» liegt folgender Gedankengang zugrunde. Entsprechend dem vorigen Abschnitt 311 betrachten wir eine Größe χ mit n voneinander stochastisch unabhängigen Größen x_1, x_2, x_3, $\ldots x_n$. Eine weitere Größe x sei ebenfalls normal verteilt und von χ stochastisch unabhängig. Wir fragen dann nach der Wahrscheinlichkeit $d\varphi\,(t)$ dafür, daß

$$t < \frac{x\sqrt{n}}{\chi} < t + dt. \quad (1)$$

Nach den Voraussetzungen haben wir

$$d\varphi\left(\frac{\chi^2}{2}\right) = \frac{1}{\left(\frac{n-2}{2}\right)!}\left(\frac{\chi^2}{2}\right)^{\frac{n-2}{2}} e^{-\frac{\chi^2}{2}}\, d\left(\frac{\chi^2}{2}\right) \quad (2)$$

und

$$d\varphi\,(x) = \frac{1}{\sqrt{2\pi}}\, e^{-\frac{x^2}{2}}\, dx. \quad (3)$$

Die Wahrscheinlichkeit dafür, daß x zwischen x und $x + dx$ *und* zugleich χ zwischen χ und $\chi + d\chi$ liegen, beträgt

$$d\varphi\,(x) \cdot d\varphi\,(\chi^2).$$

Die Werte von x und χ, welche der Gleichung

$$t = \frac{x\sqrt{n}}{\chi} \quad (4)$$

genügen, können wir als Gerade in einem Koordinatensystem in einer Ebene darstellen.

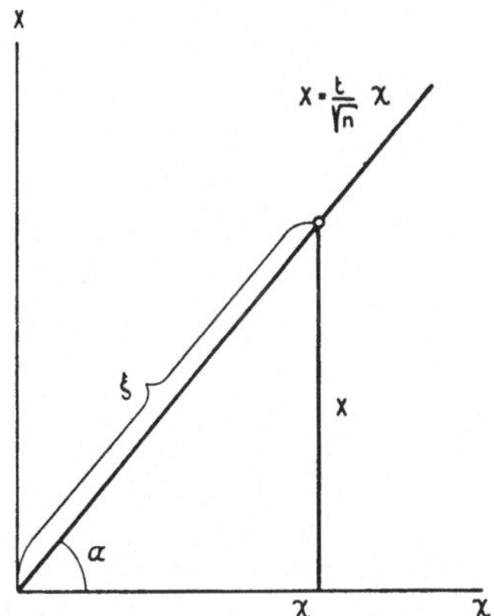

Fig. 32
Übergang zu Polarkoordinaten

Die Wahrscheinlichkeit $d\varphi\,(t)$ dafür, daß *irgendein* Wertepaar x und χ die Bedingung (1) erfüllt, entspricht dann dem Integral von

$$d\varphi\,(x) \cdot d\varphi\,(\chi^2)$$

über die Gesamtheit der durch (4) festgelegten Wertepaare x und χ.

$$d\varphi\,(t) = \int\int d\varphi\,(x) \cdot d\varphi\,(\chi^2) \tag{5}$$

oder

$$d\varphi\,(t) = \int\int \frac{1}{\sqrt{2\pi}}\, e^{-\frac{x^2}{2}}\, dx\, \frac{1}{\left(\dfrac{n-2}{2}\right)!}\, e^{-\frac{\chi^2}{2}} \left(\frac{\chi^2}{2}\right)^{\frac{n-2}{2}} d\left(\frac{\chi^2}{2}\right)$$

oder nach einer kleinen Umwandlung

$$d\varphi\,(t) = \int\int \frac{1}{\sqrt{\pi}\left(\dfrac{n-2}{2}\right)!}\, e^{-\frac{1}{2}\,(\chi^2+x^2)} \left(\frac{\chi^2}{2}\right)^{\frac{n-1}{2}} d\chi\, dx\,. \tag{6}$$

Führen wir nun an Stelle der Koordinaten x und χ die Polarkoordinaten α und ξ ein, so finden wir

$$\chi = \xi \cos\alpha\,; \qquad x = \xi \sin\alpha\,.$$

Andererseits bestehen die Beziehungen

$$\sin\alpha = \frac{t}{\sqrt{n}\,\sqrt{1+\dfrac{t^2}{n}}}\,; \qquad \cos\alpha = \frac{1}{\sqrt{1+\dfrac{t^2}{n}}}\,,$$

$$\operatorname{tg}\alpha = \frac{t}{\sqrt{n}}\,; \qquad \alpha = \operatorname{arctg}\frac{t}{\sqrt{n}}\,.$$

und daher auch

$$d\alpha = \frac{dt}{\sqrt{n}\left(1+\dfrac{t^2}{n}\right)}\,.$$

Für die Transformationsdeterminante erhalten wir

$$\varDelta = \begin{vmatrix} \dfrac{\partial x}{\partial \alpha} & \dfrac{\partial \chi}{\partial \alpha} \\[2ex] \dfrac{\partial x}{\partial \xi} & \dfrac{\partial \chi}{\partial \xi} \end{vmatrix} = \begin{vmatrix} \xi\cos\alpha & -\xi\sin\alpha \\[2ex] \sin\alpha & \cos\alpha \end{vmatrix} = \xi$$

und demnach

$$d\chi\,dx = \xi\,d\xi\,d\alpha = \xi\,d\xi\,\frac{dt}{\sqrt{n}\left(1+\dfrac{t^2}{n}\right)}\,.$$

Für χ haben wir noch

$$\chi = \xi\,\frac{1}{\sqrt{1+\dfrac{t^2}{n}}}\,.$$

Benützen wir die eben abgeleiteten Ausdrücke, so verwandelt sich (6) in

$$d\varphi(t) = \frac{1}{\left(\dfrac{n-2}{2}\right)!\,\sqrt{\pi}}\int\int e^{-\frac{1}{2}\xi^2}\left(\frac{\xi^2}{2\left(1+\dfrac{t^2}{n}\right)}\right)^{\frac{n-1}{2}}\xi\,d\xi\,\frac{dt}{\sqrt{n}\left(1+\dfrac{t^2}{n}\right)}$$

oder, da in dem durch (1) definierten Winkelraum t konstant ist:

$$d\varphi(t) = \frac{1}{\sqrt{n\pi}\left(\dfrac{n-2}{2}\right)!}\,\frac{dt}{\left(1+\dfrac{t^2}{n}\right)^{\frac{n+1}{2}}}\int_0^\infty e^{-\frac{1}{2}\xi^2}\left(\frac{\xi^2}{2}\right)^{\frac{n-1}{2}}d\left(\frac{\xi^2}{2}\right)\,.$$

Das Integral bedeutet nach Formel (6) von Abschnitt **311** nichts anderes als

$$\left(\frac{n-1}{2}\right)!\,,$$

so daß wir schließlich finden

$$d\varphi(t) = \frac{\left(\dfrac{n-1}{2}\right)!}{\left(\dfrac{n-2}{2}\right)!\,\sqrt{n\pi}}\,\frac{dt}{\left(1+\dfrac{t^2}{n}\right)^{\frac{n+1}{2}}}\,. \tag{7}$$

Die Verteilung von t ist symmetrisch. In der Tafel III finden wir die einander gemäß der Beziehung

$$P = 2\int_t^\infty d\varphi(t)$$

entsprechenden Werte von P und t.

313 Die F-Verteilung von R. A. Fisher

Für n_1 voneinander stochastisch unabhängige, normal verteilte Größen haben wir

$$d\varphi\left(\chi_1^2\right) = \frac{1}{\left(\dfrac{n_1-2}{2}\right)!}\, e^{-\frac{\chi_1^2}{2}} \left(\frac{\chi_1^2}{2}\right)^{\frac{n_1-2}{2}} d\left(\frac{\chi_1^2}{2}\right) \tag{1}$$

und für n_2 voneinander stochastisch unabhängige, normal verteilte Größen

$$d\varphi\left(\chi_2^2\right) = \frac{1}{\left(\dfrac{n_2-2}{2}\right)!}\, e^{-\frac{\chi_2^2}{2}} \left(\frac{\chi_2^2}{2}\right)^{\frac{n_2-2}{2}} d\left(\frac{\chi_2^2}{2}\right). \tag{2}$$

Wir fragen nach der Wahrscheinlichkeit $d\varphi\,(F)$, daß

$$F < \frac{\dfrac{\chi_1^2}{n_1}}{\dfrac{\chi_2^2}{n_2}} < F + dF. \tag{3}$$

Die Wahrscheinlichkeit dafür, daß χ_1 zwischen χ_1 und $\chi_1 + d\chi_1$ *und* gleichzeitig χ_2 zwischen χ_2 und $\chi_2 + d\chi_2$ liegen, beträgt

$$d\varphi\left(\chi_1^2\right) \cdot d\varphi\left(\chi_2^2\right).$$

Die Gesamtheit der Wertepaare χ_1 und χ_2, für die

$$F = \frac{\dfrac{\chi_1^2}{n_1}}{\dfrac{\chi_2^2}{n_2}} \tag{4}$$

oder

$$\chi_1 = \sqrt{\frac{n_1}{n_2}\,F}\ \chi_2$$

gilt, bestimmen eine Gerade in dem durch χ_1 und χ_2 gegebenen Koordinatensystem.

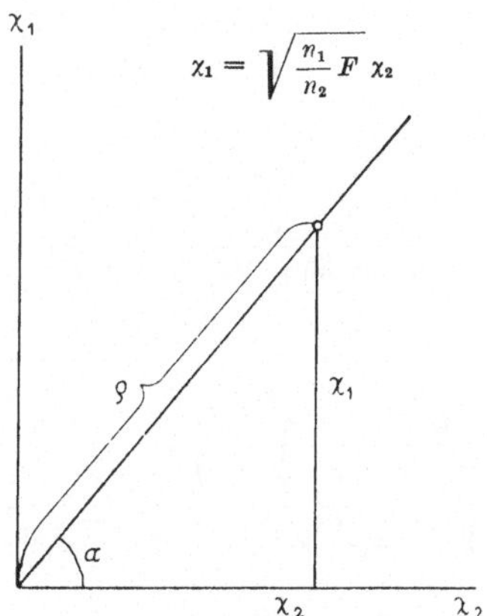

Fig. 33
Übergang zu Polarkoordinaten

Die Wahrscheinlichkeit $d\varphi\,(F)$ dafür, daß irgendein Wertepaar χ_1 und χ_2 die Ungleichung (3) erfüllt, erhalten wir durch Integration über das durch die Ungleichung (3) festgelegte Gebiet der Ebene. Es handelt sich dabei um einen unendlich schmalen Winkelraum um die Gerade.

Man erhält

$$d\varphi\,(F) = \int\int d\,\varphi\,(\chi_1^2)\,d\varphi\,(\chi_2^2)$$

oder also

$$d\varphi\,(F) = \int\int \frac{1}{\left(\frac{n_1-2}{2}\right)!\left(\frac{n_2-2}{2}\right)!}\left(\frac{1}{2}\right)^{\frac{n_1+n_2-4}{2}} e^{-\frac{1}{2}(\chi_1{}^2+\chi_2{}^2)}\chi_1{}^{n_1-1}\chi_2{}^{n_2-1}d\chi_1 d\chi_2 .\quad(5)$$

Gehen wir zu Polarkoordinaten über, so finden wir ähnlich wie im vorigen Abschnitt

$$\chi_1 = \varrho\sin\alpha\;;\qquad \chi_2 = \varrho\cos\alpha\,,$$

$$\mathrm{tg}\,\alpha = \sqrt{\frac{n_1}{n_2}F}\;;\qquad \alpha = \mathrm{arctg}\sqrt{\frac{n_1}{n_2}F}\,,$$

$$d\alpha = \frac{\frac{n_1}{n_2}dF}{2\left(\frac{n_1}{n_2}F\right)^{\frac{1}{2}}\left(1+\frac{n_1}{n_2}F\right)}\,,$$

$$d\chi_1\,d\chi_2 = \varrho\,d\varrho\,d\alpha\,.$$

Für $\sin\alpha$ und $\cos\alpha$ erhalten wir

$$\sin\alpha = \frac{\sqrt{\frac{n_1}{n_2}F}}{\sqrt{1+\frac{n_1}{n_2}F}}$$

und

$$\cos\alpha = \frac{1}{\sqrt{1+\frac{n_1}{n_2}F}}\,.$$

Durch Einsetzen in (5) wird

$$d\varphi\,(F) = \frac{1}{\left(\frac{n_1-2}{2}\right)!\left(\frac{n_2-2}{2}\right)!}\left(\frac{1}{2}\right)^{\frac{n_1+n_2-4}{2}}$$

$$\int\int e^{-\frac{\varrho^2}{2}}\left(\varrho\,\frac{\sqrt{\frac{n_1}{n_2}F}}{\sqrt{1+\frac{n_1}{n_2}F}}\right)^{n_1-1}\left(\frac{\varrho}{\sqrt{1+\frac{n_1}{n_2}F}}\right)^{n_2-1}\varrho\,d\varrho\,d\alpha\,.$$

Die Integration berührt nur ϱ, nicht aber α, so daß wir den Ausdruck $d\alpha$ vor das Integral nehmen können.

$$d\varphi\,(F) = \frac{\dfrac{n_1}{n_2}\left(\dfrac{n_1}{n_2}F\right)^{\frac{n_1-2}{2}}dF}{\left(\dfrac{n_1-2}{2}\right)!\left(\dfrac{n_2-2}{2}\right)!\left(1+\dfrac{n_1}{n_2}F\right)^{\frac{n_1+n_2}{2}}} \int\limits_0^\infty \left(\frac{\varrho^2}{2}\right)^{\frac{n_1+n_2-2}{2}} e^{-\frac{\varrho^2}{2}}\, d\left(\frac{\varrho^2}{2}\right),$$

wofür man schließlich hat

$$d\varphi\,(F) = \frac{\left(\dfrac{n_1+n_2-2}{2}\right)!\,F^{\frac{n_1-2}{2}}\,n_1^{\frac{n_1}{2}}\,n_2^{\frac{n_2}{2}}\,dF}{\left(\dfrac{n_1-2}{2}\right)!\left(\dfrac{n_2-2}{2}\right)!\,(n_2+n_1 F)^{\frac{n_1+n_2}{2}}}\,. \tag{6}$$

In der Tafel IV sind die Werte zusammengestellt, für die

$$P = \int\limits_F^\infty d\varphi\,(F)\,.$$

313.1 Das Integral der F-Verteilung als Teilsumme einer binomischen Reihe

Wir leiten hier den Zusammenhang zwischen dem Integral der Verteilung von F und der Teilsumme einer binomischen Reihe ab, den wir im Abschnitt 241 zum Prüfen von Häufigkeiten benützen.

Setzen wir in der Formel (6) von 313 für

$$\frac{n_1 F}{n_1 F + n_2} = q\,, \tag{1}$$

so erhalten wir, da überdies

$$p = 1 - q = \frac{n_2}{n_1 F + n_2} \tag{2}$$

und

$$dq = \frac{n_1 n_2\, dF}{(n_1 F + n_2)^2}\,, \tag{3}$$

für $d\varphi\,(F)$ den Ausdruck

$$d\varphi\,(F) = \frac{\left(\dfrac{n_1+n_2-2}{2}\right)!}{\left(\dfrac{n_1-2}{2}\right)!\left(\dfrac{n_2-2}{2}\right)!}\left(\frac{n_1 F}{n_1 F + n_2}\right)^{\frac{n_1-2}{2}}\left(\frac{n_2}{n_1 F + n_2}\right)^{\frac{n_2-2}{2}}dq$$

oder also, wenn wir noch

$$\frac{n_1-2}{2} = r\,, \qquad \frac{n_2-2}{2} = s \tag{4}$$

setzen:

$$d\varphi\,(q) = \frac{(r+s+1)!}{r!\,s!}\,q^r\,(1-q)^s\,dq\,. \tag{5}$$

Linder 7

Bei $F = \infty$ erhalten wir $p = 0$ und also $q = 1$. Somit erhalten wir für

$$\int\limits_{F}^{\infty} d\varphi\,(F) = P \tag{6}$$

den Ausdruck

$$P = \int\limits_{q}^{1} d\varphi\,(q)\,. \tag{7}$$

Ersetzen wir q durch x und integrieren

$$P = \int\limits_{q}^{1} \frac{(r+s+1)!}{r!\,s!}\,x^r\,(1-x)^s\,dx \tag{8}$$

partiell, so erhalten wir

$$\int\limits_{q}^{1} \frac{(r+s+1)!}{r!\,s!}\,x^r\,(1-x)^s\,dx =$$

$$= \frac{(r+s+1)!}{r!\,(s+1)!}\,q^r\,(1-q)^{s+1} + \int\limits_{q}^{1} \frac{(r+s+1)!}{(r-1)!\,(s+1)!}\,x^{r-1}\,(1-x)^{s+1}\,dx, \tag{9}$$

was man auch in folgender Form schreiben kann:

$$\int\limits_{q}^{1} \frac{(r+s+1)!}{r!\,s!}\left(\frac{x}{1-x}\right)^r (1-x)^{r+s}\,dx = \frac{(r+s+1)!}{r!\,(s+1)!}\left(\frac{q}{1-q}\right)^r (1-q)^{r+s+1} +$$

$$+ \int\limits_{q}^{1} \frac{(r+s+1)!}{(r-1)!\,(s+1)!}\left(\frac{x}{1-x}\right)^{r-1} (1-x)^{r+1}\,dx\,. \tag{10}$$

Nach der Formel (10) finden wir für das Integral auf der rechten Seite von (10)

$$\int\limits_{q}^{1} \frac{(r+s+1)!}{(r-1)!\,(s+1)!}\left(\frac{x}{1-x}\right)^{r-1} (1-x)^{r+s}\,dx = \frac{(r+s+1)!}{(r-1)!\,(s+2)!}\left(\frac{q}{1-q}\right)^{r-1} (1-q)^{r+s+1} +$$

$$+ \int\limits_{q}^{1} \frac{(r+s+1)!}{(r-2)!\,(s+2)!}\left(\frac{x}{1-x}\right)^{r-2} (1-x)^{r+s}\,dx\,. \tag{11}$$

Setzen wir (11) in (10) ein, so wird

$$\int\limits_{q}^{1} \frac{(r+s+1)!}{r!\,s!}\left(\frac{x}{1-x}\right)^r (1-x)^{r+s}\,dx = \frac{(r+s+1)!}{r!\,(s+1)!}\left(\frac{q}{1-q}\right)^r (1-q)^{r+s+1} +$$

$$+ \frac{(r+s+1)!}{(r-1)!\,(s+2)!}\left(\frac{q}{1-q}\right)^{r-1} (1-q)^{r+s+1} +$$

$$+ \int\limits_{q}^{1} \frac{(r+s+1)!}{(r-2)!\,(s+2)!}\left(\frac{x}{1-x}\right)^{r-2} (1-x)^{r+s}\,dx\,. \tag{12}$$

Durch fortgesetztes Ersetzen des Integrals erhalten wir schließlich

$$P = \int\limits_q^1 d\varphi\,(q) = (1-q)^{r+s+1} + \binom{r+s+1}{1}(1-q)^{r+s}\,q +$$

$$+ \binom{r+s+1}{2}(1-q)^{r+s-1}\,q^2 + \ldots + \binom{r+s+1}{r}(1-q)^{s+1}\,q^r \tag{13}$$

oder, wenn wir nach (4) r und s ersetzen,

$$P = \int\limits_q^1 d\varphi\,(q) = \int\limits_F^\infty d\varphi\,(F) = (1-q)^{\frac{n_1+n_2-2}{2}} +$$

$$+ \binom{\frac{n_1+n_2-2}{2}}{1}(1-q)^{\frac{n_1+n_2-4}{2}}\,q + \binom{\frac{n_1+n_2-2}{2}}{2}(1-q)^{\frac{n_1+n_2-6}{2}}\,q^2 + \ldots +$$

$$+ \binom{\frac{n_1+n_2-2}{2}}{\frac{n_1-2}{2}}(1-q)^{\frac{n_2}{2}}\,q^{\frac{n_1-2}{2}}. \tag{14}$$

Demnach läßt sich das Integral von $d\varphi\,(F)$ als Summe der $\frac{n_1}{2}$ ersten Glieder der Entwicklung von

$$(q+p)^{\frac{n_1+n_2-2}{2}}$$

darstellen, wobei

$$\frac{q}{p} = \frac{n_1}{n_2}F. \tag{15}$$

314 Grenzfälle der Prüfverteilungen

314.1 Die t-Verteilung als Grenzfall der F-Verteilung

In der Verteilung von F

$$d\varphi\,(F) = \frac{\left(\frac{n_1+n_2-2}{2}\right)!\,n_1^{\frac{n_1}{2}}\,n_2^{\frac{n_2}{2}}\,F^{\frac{n_1-2}{2}}}{\left(\frac{n_1-2}{2}\right)!\left(\frac{n_2-2}{2}\right)!\,(n_2+n_1 F)^{\frac{n_1+n_2}{2}}}\,dF$$

setzen wir $n_1 = 1$ und $n_2 = n$. Wir erhalten, da

$$\left(-\frac{1}{2}\right)! = \Gamma\left(\frac{1}{2}\right) = \sqrt{\pi},$$

für $d\varphi\,(F)$

$$d\varphi\,(F) = \frac{\left(\dfrac{n-1}{2}\right)!\,F^{-\frac{1}{2}}\,dF}{\sqrt{n\,\pi}\,\left(\dfrac{n-2}{2}\right)!\left(1+\dfrac{F}{n}\right)^{\frac{n+1}{2}}}\,.$$

Oder, wenn wir

$$F = t^2\,, \qquad dF = 2t\,dt$$

schreiben,

$$d\varphi\,(F) = 2\,\frac{\left(\dfrac{n-1}{2}\right)!\,dt}{\left(\dfrac{n-2}{2}\right)!\,\sqrt{n\,\pi}\left(1+\dfrac{t^2}{n}\right)^{\frac{n+1}{2}}} = 2\,d\,\varphi\,(t)\,.$$

314.2 Die χ-Verteilung als Grenzfall der F-Verteilung

Die χ-Verteilung ergibt sich aus der F-Verteilung, wenn wir n_2 gegen ∞ streben lassen. Die Fakultäten ersetzen wir mittels der Formel

$$n! = n^n\,e^{-n}\sqrt{2n\pi}\,,$$

die bei großen Werten von n angenähert gilt. Wir finden

$$d\varphi\,(F) = \frac{\left(\dfrac{1}{2}\right)^{\frac{n_1}{2}}}{\left(\dfrac{n_1-2}{2}\right)!}\,e^{-\frac{n_1}{2}}\sqrt{\frac{n_1+n_2-2}{n_2-2}}\,\frac{(n_1+n_2-2)^{\frac{n_1+n_2-2}{2}}\left(\dfrac{n_1}{n_2}\right)^{\frac{n_1}{2}}F^{\frac{n_1-2}{2}}\,dF}{(n_2-2)^{\frac{n_2-2}{2}}\left(1+\dfrac{n_1}{n_2}F\right)^{\frac{n_1}{2}}\left(1+\dfrac{n_1}{n_2}F\right)^{\frac{n_2}{2}}}\,.$$

Daraus ergibt sich

$$d\varphi\,(F) = \frac{\left(\dfrac{1}{2}\right)^{\frac{n_1}{2}}}{\left(\dfrac{n_1-2}{2}\right)!}\,e^{-\frac{n_1}{2}}\sqrt{\frac{1+\dfrac{n_1-2}{n_2}}{1-\dfrac{2}{n_2}}}\,\frac{\left(1+\dfrac{n_1-2}{n_2}\right)^{\frac{n_1+n_2-2}{2}}n_1^{\frac{n_1}{2}}F^{\frac{n_1-2}{2}}\,dF}{\left(1-\dfrac{2}{n_2}\right)^{\frac{n_2-2}{2}}\left(1+\dfrac{n_1}{n_2}F\right)^{\frac{n_1}{2}}\left(1+\dfrac{n_1}{n_2}F\right)^{\frac{n_2}{2}}}\,.$$

und wenn wir nun n_2 gegen ∞ gehen lassen

$$d\varphi\,(F) = \frac{1}{\left(\dfrac{n_1-2}{2}\right)!}\left(\dfrac{n_1}{2}F\right)^{\frac{n_1-2}{2}}e^{-\frac{n_1}{2}F}\,d\left(\dfrac{n_1}{2}F\right)\,.$$

Mit

$$F = \frac{\chi^2}{n_1} \qquad \text{und} \qquad n_1 = n$$

erhalten wir die χ-Verteilung

$$d\varphi\,(\chi^2) = \frac{1}{\left(\dfrac{n-2}{2}\right)!}\left(\dfrac{\chi^2}{2}\right)^{\frac{n-2}{2}}e^{-\frac{\chi^2}{2}}\,d\left(\dfrac{\chi^2}{2}\right)\,.$$

314.3 Die normale Verteilung als Grenzfall der χ-Verteilung

Die χ-Verteilung kann nach Formel (6) von 311 auch in der Form

$$d\varphi(\chi) = \frac{\left(\frac{1}{2}\right)^{\frac{n-2}{2}}}{\left(\frac{n-2}{2}\right)!}\, \chi^{n-1} e^{-\frac{\chi^2}{2}}\, d\chi = \varphi'(\chi)\, d\chi \tag{1}$$

geschrieben werden.

Sehen wir zu, was aus

$$\varphi'(\chi) = \frac{\left(\frac{1}{2}\right)^{\frac{n-2}{2}}}{\left(\frac{n-2}{2}\right)!}\, \chi^{n-1} e^{-\frac{\chi^2}{2}} \tag{2}$$

wird, wenn n gegen ∞ strebt.

Zunächst stellen wir leicht fest, daß $\varphi'(\chi)$ sein Maximum bei

$$\chi_0 = \sqrt{n-1}$$

erreicht. Logarithmieren wir in (2), so finden wir

$$ln\, \varphi'(\chi) = ln\, k + (n-1)\, ln\, \chi - \frac{1}{2}\chi^2. \tag{3}$$

Wenn man

$$ln\, \chi = ln\, \chi_0 \left(1 + \frac{\chi - \chi_0}{\chi_0}\right) \tag{4}$$

in der Formel (3) in die logarithmische Reihe entwickelt, erhält man

$$\varphi'(\chi) = \frac{1}{\left(\frac{n-2}{2}\right)!} \left(\frac{1}{2}\right)^{\frac{n-2}{2}} (n-1)^{\frac{n-1}{2}} e^{-\left[(\chi-\chi_0)^2 + \frac{n-1}{2}\right]} \tag{5}$$

Ersetzen wir $\left(\frac{n-2}{2}\right)!$ nach der schon im vorigen Abschnitt verwendeten Formel, so finden wir, wenn wir zudem n gegen ∞ streben lassen

$$\varphi'(\chi) = \frac{1}{\sqrt{\frac{1}{2} 2\pi}}\, e^{-\frac{(\chi - \sqrt{n-1})^2}{2 \cdot \frac{1}{2}}}. \tag{6}$$

Nach (6) ist demnach χ normal verteilt mit der Streuung

$$\sigma^2 = \frac{1}{2}$$

und dem Durchschnitt

$$\mu = \sqrt{n-1}.$$

Die Größe

$$\sqrt{2\chi^2} - \sqrt{2n-2} \tag{7}$$

ist normal verteilt mit der Streuung 1 und dem Durchschnitt 0.

Für kleine Werte von P, und wenn n nur wenig größer ist als 30, erhält man eine bessere Annäherung mit

$$\sqrt{2\chi^2} - \sqrt{2n-1}. \tag{7a}$$

314.4 Die normale Verteilung als Grenzfall der t-Verteilung

Lassen wir in der t-Verteilung

$$d\varphi(t) = \frac{\left(\dfrac{n-1}{2}\right)!\, dt}{\left(\dfrac{n-2}{2}\right)!\,\sqrt{n\pi}\left(1+\dfrac{t^2}{n}\right)^{\frac{n+1}{2}}}$$

n gegen ∞ streben, so finden wir die normale Verteilung. Wir brauchen lediglich

$$\left(\frac{n-1}{2}\right)! \quad\text{und}\quad \left(\frac{n-2}{2}\right)!$$

durch ihre Annäherungswerte bei großem n zu ersetzen.

$$d\varphi(t) = \frac{\left(\dfrac{n-1}{2}\right)^{\frac{n-1}{2}} e^{-\frac{n-1}{2}}\sqrt{n-1}}{\left(\dfrac{n-2}{2}\right)^{\frac{n-2}{2}} e^{-\frac{n-2}{2}}\sqrt{n-2}\,\sqrt{n\pi}} \left(1+\frac{t^2}{n}\right)^{-\frac{n+1}{2}} dt$$

oder

$$d\varphi(t) = \frac{1}{\sqrt{2\pi}}\sqrt{\frac{1-\dfrac{1}{n}}{1-\dfrac{2}{n}}\frac{\left(1-\dfrac{1}{n}\right)^{\frac{n-1}{2}} e^{-\frac{n-1}{2}}}{\left(1-\dfrac{2}{n}\right)^{\frac{n-2}{2}} e^{-\frac{n-2}{2}}}}\left(1+\frac{t^2}{n}\right)^{-\frac{n+1}{2}} dt.$$

Lassen wir nun $n \to \infty$, so wird

$$d\varphi(t) = \frac{1}{\sqrt{2\pi}}\frac{e^{-\frac{1}{2}}}{e^{-1}}\, e^{-\frac{1}{2}}\, e^{-\frac{t^2}{2}}\, dt,$$

oder schließlich

$$d\varphi(t) = \frac{1}{\sqrt{2\pi}}\, e^{-\frac{t^2}{2}}\, dt.$$

32 Anwendungen der Prüfverteilungen

320 Die Verteilung des Durchschnitts und der Streuung einer Stichprobe

Wir gehen aus von einer normalen Grundgesamtheit

$$d\varphi(x) = \frac{1}{\sigma\sqrt{2\pi}}\, e^{-\frac{(x-\mu)^2}{2\sigma^2}}\, dx\,.$$

Ihr entnehmen wir eine Stichprobe von N Werten, die voneinander stochastisch unabhängig sein mögen. Wir bezeichnen sie mit

$$x_1,\, x_2,\, x_3,\, \ldots x_N$$

und haben also für jeden derselben die Wahrscheinlichkeit

$$d\varphi(x_i) = \frac{1}{\sigma\sqrt{2\pi}}\, e^{-\frac{(x_i-\mu)^2}{2\sigma^2}}\, dx_i\,. \tag{1}$$

Aus den N Einzelwerten berechnen wir den Durchschnitt $\overline{x}$ und die Streuung s^2 gemäß den Beziehungen

$$N\overline{x} = \mathop{S}_{i=1}^{N} x_i \tag{2}$$

und

$$(N-1)\,s^2 = \mathop{S}_{i=1}^{N} (x_i-\overline{x})^2\,. \tag{3}$$

Wir fragen nach der Wahrscheinlichkeit $d\varphi(\overline{x}, s^2)$ dafür, daß

$$N\overline{x} < \mathop{S}_{i=1}^{N} x_i < N(\overline{x}+d\overline{x}) \tag{4a}$$

und gleichzeitig

$$(N-1)\,s^2 < \mathop{S}_{i=1}^{N} (x_i-\overline{x})^2 < (N-1)\,(s+ds)^2 \tag{4b}$$

ist.

Die Wahrscheinlichkeit dafür, daß x_1 zwischen x_1 und x_1+dx_1 liegt *und* x_2 zwischen x_2 und x_2+dx_2 usw., wird gleich dem *Produkt*

$$d\varphi(x_1)\, d\varphi(x_2) \ldots d\varphi(x_N) = \left(\frac{1}{\sigma\sqrt{2\pi}}\right)^N e^{-\frac{1}{2\sigma^2}\mathop{S}_{i=1}^{N}(x_i-\mu)^2}\, dx_1\, dx_2 \ldots dx_N\,. \tag{5}$$

Um die gesuchte Wahrscheinlichkeit $d\varphi\,(\overline{x}, s^2)$ zu finden, haben wir sämtliche Ausdrücke von der Form (5) zu summieren, für welche die Werte x_1, $x_2, \ldots x_N$ den Ungleichungen (4a) und (4b) genügen. Bezeichnen wir den Bereich der Werte x_1, $x_2, \ldots x_N$, der durch die Ungleichungen (4a) und (4b) bestimmt ist, mit (G), so wird

$$d\varphi\,(\overline{x}, s^2) = \int\limits_{(G)}^{(N)}\!\!\cdots\int \left(\frac{1}{\sigma\sqrt{2\pi}}\right)^N e^{-\frac{1}{2\sigma^2}\sum\limits_{i=1}^{N}(x_i-\mu)^2} d\,x_1\,d\,x_2 \ldots d\,x_N. \tag{6}$$

Die Summe im Exponenten läßt sich in die Form

$$\sum_{i=1}^{N}(x_i-\mu)^2 = (N-1)\,s^2 + N\,(\overline{x}-\mu)^2$$

bringen. Da zudem im Gebiete (G) sowohl $\overline{x}$ als auch s^2 konstant sind, erhalten wir für (6)

$$d\varphi\,(\overline{x}, s^2) = \left(\frac{1}{\sigma\sqrt{2\pi}}\right)^N e^{-\frac{N-1}{2}\frac{s^2}{\sigma^2}}\, e^{-\frac{N\,(\overline{x}-\mu)^2}{2\sigma^2}} \int\limits_{(G)}^{(N)}\!\!\cdots\int d\,x_1\,d\,x_2 \ldots d\,x_N. \tag{7}$$

Es bleibt der Ausdruck

$$\int\limits_{(G)}^{(N)}\!\!\cdots\int d\,x_1\,d\,x_2 \ldots d\,x_N, \tag{8}$$

der das Volumen des Gebietes (G) darstellt, zu bestimmen.

In einem N-dimensionalen kartesischen Koordinatensystem stellt die Gleichung (2) eine Hyperebene durch den Punkt $(\overline{x}, \overline{x}, \ldots \overline{x})$ und die Gleichung (3) eine Hyperkugel um denselben Punkt dar. Die Ebene hat vom Ursprung den Abstand $\overline{x}\sqrt{N}$; der Radius der Kugel beträgt $s\sqrt{N-1}$.

Das Gebiet (G) liegt zwischen zwei Hyperkugeln mit den Radien $s\sqrt{N-1}$ und $(s+d\,s)\sqrt{N-1}$ und zwischen zwei Ebenen, die vom Ursprung aus den Abstand $\overline{x}\sqrt{N}$ und $(\overline{x}+d\,\overline{x})\sqrt{N}$ haben.

In erster Näherung können wir dieses Gebiet durch einen Hyperzylinder ersetzen, dessen Basis eine Hyperkugelschicht von $N-1$ Dimensionen mit den Radien $s\sqrt{N-1}$ und $(s+d\,s)\sqrt{N-1}$ bildet und dessen Höhe $\sqrt{N}\,d\,\overline{x}$ beträgt.

Das Volumen der Kugel vom Radius r im $(N-1)$-dimensionalen Raum beträgt

$$\frac{\pi^{\frac{N-1}{2}}}{\left(\frac{N-1}{2}\right)!}\,r^{N-1}, \tag{9}$$

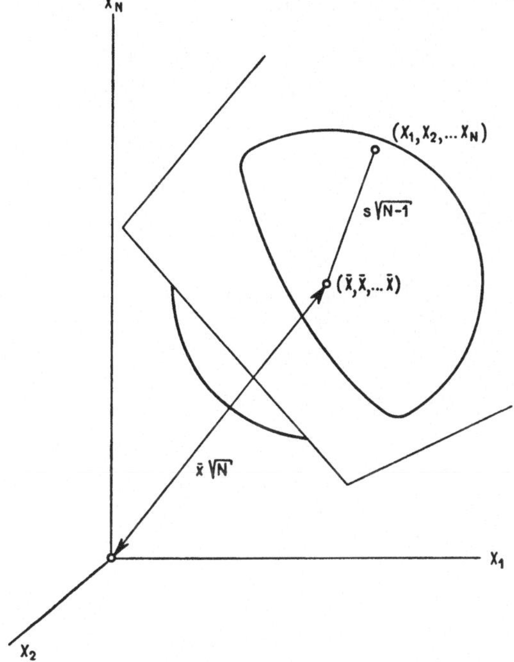

Fig. 34

Geometrische Darstellung der Gleichungen (2) und (3) im N-dimensionalen Raum

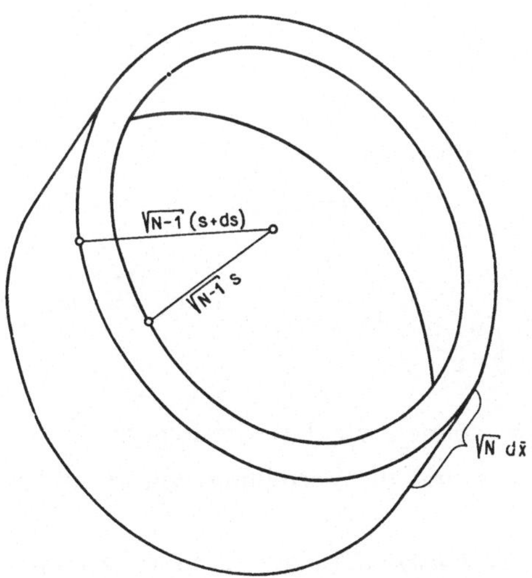

Fig. 35

Inhalt des durch (4a) und (4b) festgesetzten Gebietes

das Volumen der Kugelschicht demnach

$$\frac{\pi^{\frac{N-1}{2}}}{\left(\frac{N-1}{2}\right)!}\left[(r+dr)^{N-1}-r^{N-1}\right]$$

oder, wenn wir binomisch entwickeln und die Differentiale zweiter und höherer Ordnung vernachlässigen,

$$\frac{\pi^{\frac{N-1}{2}}}{\left(\frac{N-1}{2}\right)!}(N-1)\,r^{N-2}\,dr\;. \tag{10}$$

Ersetzen wir r durch $s\sqrt{N-1}$, so wird aus (10)

$$\frac{\pi^{\frac{N-1}{2}}}{\left(\frac{N-1}{2}\right)!}\,\frac{N-1}{2}\,s^{N-2}\,(N-1)^{\frac{N-2}{2}}\,(N-1)^{\frac{1}{2}}\,2\,ds\;,$$

oder

$$\frac{\pi^{\frac{N-1}{2}}}{\left(\frac{N-3}{2}\right)!}\,s^{N-2}\,(N-1)^{\frac{N-1}{2}}\,2\,ds\;. \tag{11}$$

Der Inhalt des Hyperzylinders wird demnach gleich

$$\int\limits_{(G)}^{(N)}\!\!\!\!\int dx_1\,dx_2\ldots dx_N=\frac{\pi^{\frac{N-1}{2}}}{\left(\frac{N-3}{2}\right)!}\,s^{N-2}\,(N-1)^{\frac{N-1}{2}}\,2\,ds\,\sqrt{N}\,d\overline{x} \tag{12}$$

und somit nach einigem Umformen

$$d\varphi\,(\overline{x},s^2)=$$

$$=\frac{\sqrt{N}}{\sigma\sqrt{2\pi}}\,e^{-\frac{N(\overline{x}-\mu)^2}{2\sigma^2}}\,d\overline{x}\,\frac{1}{\left(\frac{N-3}{2}\right)!}\left(\frac{N-1}{2}\,\frac{s^2}{\sigma^2}\right)^{\frac{N-3}{2}}e^{-\frac{N-1}{2}\frac{s^2}{\sigma^2}}\,d\left(\frac{N-1}{2}\,\frac{s^2}{\sigma^2}\right). \tag{13}$$

Aus der Gleichung (13) können wir dreierlei folgern:

1. Die Verteilung von $\overline{x}$ und die Verteilung von s^2 sind voneinander stochastisch unabhängig.

2. Die Verteilung des *Durchschnitts* einer Stichprobe lautet

$$d\varphi\,(\overline{x})=\frac{\sqrt{N}}{\sigma\sqrt{2\pi}}\,e^{-\frac{N(\overline{x}-\mu)^2}{2\sigma^2}}\,d\overline{x}\;. \tag{14}$$

Vergleichen wir (14) mit einer Normalverteilung, deren Streuung gleich 1 und deren Durchschnitt gleich 0 ist, also mit

$$d\varphi(x) = \frac{1}{\sqrt{2\pi}}\, e^{-\frac{x^2}{2}}\, dx,$$

so sehen wir, daß

$$x = \frac{\overline{x} - \mu}{\sigma}\sqrt{N} \tag{15}$$

normal verteilt ist mit der Streuung 1 und dem Durchschnitt 0.

3. Die Verteilung der *Streuung* einer Stichprobe lautet

$$d\varphi(s^2) = \frac{1}{\left(\frac{N-3}{2}\right)!}\left(\frac{N-1}{2}\,\frac{s^2}{\sigma^2}\right)^{\frac{N-3}{2}} e^{-\frac{N-1}{2}\frac{s^2}{\sigma^2}}\, d\left(\frac{N-1}{2}\,\frac{s^2}{\sigma^2}\right), \tag{16}$$

woraus wir bei Vergleich mit der χ-Verteilung

$$d\varphi(\chi^2) = \frac{1}{\left(\frac{n-2}{2}\right)!}\left(\frac{\chi^2}{2}\right)^{\frac{n-2}{2}} e^{-\frac{\chi^2}{2}}\, d\left(\frac{\chi^2}{2}\right)$$

finden:

$$\chi^2 = (N-1)\,\frac{s^2}{\sigma^2} = \frac{1}{\sigma^2}\,\mathop{S}_{i=1}^{N}(x_i - \overline{x})^2 \tag{17a}$$

und

$$n = N-1. \tag{17b}$$

Wir nennen n den Freiheitsgrad der Verteilung von χ^2. Demnach ist

$$\frac{1}{\sigma^2}\,\mathop{S}_{i=1}^{N}(x_i - \overline{x})^2$$

verteilt wie die Quadrate von $N-1$ voneinander stochastisch unabhängigen, normal verteilten Werten mit der Streuung 1 und dem Durchschnitt 0.

Für den Durchschnitt von χ^2 erhalten wir

$$\int_0^\infty \chi^2\, d\varphi(\chi^2) = \frac{2}{\left(\frac{n-2}{2}\right)!}\int_0^\infty \left(\frac{\chi^2}{2}\right)^{\frac{n}{2}} e^{-\frac{\chi^2}{2}}\, d\left(\frac{\chi^2}{2}\right)$$

oder also

$$\int_0^\infty \chi^2\, d\varphi(\chi^2) = n\,. \tag{18}$$

Da andererseits

$$(N-1)\,\frac{s^2}{\sigma^2} = \chi^2,$$

ist demnach der Durchschnitt $\overline{s^2}$ der Streuung in allen Stichproben

$$\overline{s^2} = \sigma^2. \tag{19}$$

Der Durchschnitt von

$$s^2 = \frac{1}{N-1}\,\mathop{S}_{i=1}^{N}(x_i-\overline{x})^2$$

aus allen Stichproben ist somit gleich der Streuung σ^2 der Grundgesamtheit. Aus diesem Grunde haben wir beim Berechnen von s^2 die Summe $\mathop{S}\limits_{i=1}^{N}(x_i-\overline{x})^2$ stets durch $N-1$ und nicht durch N dividiert.

321 Das Prüfen von Durchschnitten

321.1 Abweichung des Durchschnitts der Stichprobe vom Durchschnitt der Grundgesamtheit

Setzen wir eine normale Grundgesamtheit mit dem Durchschnitt μ und der Streuung σ voraus, so ist nach Gleichung (14) von 320 der Durchschnitt einer Stichprobe wie folgt verteilt:

$$d\varphi(\overline{x}) = \frac{\sqrt{N}}{\sigma\sqrt{2\pi}}\,e^{-\frac{(\overline{x}-\mu)^2}{2\sigma^2}N}\,d\overline{x}\;. \tag{1}$$

Falls σ bekannt ist, können wir demnach den Unterschied $\overline{x}-\mu$ mit Hilfe der obigen Verteilung prüfen. Um die Normalverteilung der Tafel I benützen zu können, berechnen wir

$$x = \frac{(\overline{x}-\mu)}{\sigma}\,\sqrt{N}\;. \tag{2}$$

In den meisten Fällen kennen wir indessen die Streuung σ der Grundgesamtheit nicht; es stehen uns einzig die Werte der Stichprobe zur Verfügung. Das durch (2) definierte x ist nach 320 normal verteilt mit der Streuung 1 und dem Durchschnitt 0. Zudem gehorcht

$$\chi^2 = (N-1)\,\frac{s^2}{\sigma^2} \tag{3}$$

der χ-Verteilung mit $n = N-1$ Freiheitsgraden. Da nach Gleichung (13) von 320 x und χ voneinander stochastisch unabhängig sind, folgt

$$t = \frac{x}{\chi}\sqrt{n}$$

der t-Verteilung. Wir erhalten

$$t = \frac{\overline{x}-\mu}{\sigma}\sqrt{N}\,\frac{\sigma}{s\sqrt{N-1}}\sqrt{N-1}$$

oder

$$t = \frac{\overline{x}-\mu}{s}\sqrt{N}\,. \tag{4}$$

Dabei ist

$$n = N-1\,, \tag{5}$$

das heißt, der Freiheitsgrad n der t-Verteilung ist um 1 niedriger zu nehmen als die Zahl N der Werte der Stichprobe.

Wenn N groß ist, geht die t-Verteilung in die normale Verteilung über, und s kann unbedenklich gleich σ gesetzt werden.

Den Ableitungen des Abschnitts 320 liegt die Annahme zugrunde, daß die Grundgesamtheit eine normale Verteilung sei. Man kann indessen zeigen, daß der Durchschnitt einer Stichprobe normal verteilt sein kann, auch wenn diese Annahme nicht zutrifft.

Wir wollen hier nur für einen besonderen Fall zeigen, daß der Durchschnitt einer Stichprobe annähernd normal verteilt ist, auch wenn die Grundgesamtheit von einer Normalverteilung stark abweicht.

Wählen wir eine sehr umfangreiche Grundgesamtheit derart, daß in ihr nur Werte R und W vorkommen, und zwar seien die Häufigkeiten r und w. Schreiben wir noch

$$\frac{r}{r+w} = p \quad \text{und} \quad \frac{w}{r+w} = q,$$

so haben wir als Wahrscheinlichkeit $\varphi(N_r)$, in einer Stichprobe von N Werten N_r Werte R zu erhalten,

$$\varphi(N_r) = \binom{N}{N_r} p^{N_r} q^{N-N_r}\,. \tag{6}$$

Die Verteilung (6) nähert sich sehr rasch der normalen Verteilung, wenn N wächst und wir voraussetzen, daß p nicht sehr klein ist (siehe auch 302.2). Die Verteilung $\varphi(N_r)$ ist gleichzeitig auch die Verteilung der Durchschnitte $\overline{x}$ aus allen Stichproben des Umfanges N.

321.2 Der Unterschied zweier Durchschnitte

Gegeben seien zwei Stichproben aus der gleichen normalen Grundgesamtheit, die erste von N_1, die zweite von N_2 Werten.

$$x_1', x_2', \ldots x_{N_1}' \qquad \text{1. Stichprobe}$$

$$x_1'', x_2'', \ldots x_{N_2}'' \qquad \text{2. Stichprobe}$$

Bezeichnen wir mit $\overline{x}'$ und $\overline{x}''$ die Durchschnitte und mit s'^2 und s''^2 die Streuungen aus den Stichproben.

Für jeden der N_1 und N_2 Werte ist

$$d\varphi(x_i) = \frac{1}{\sigma\sqrt{2\pi}}\, e^{-\frac{(x_i-\mu)^2}{2\sigma^2}}\, dx_i\,.$$

Alle N_1 und N_2 Werte seien des weitern voneinander stochastisch unabhängig.

Dann sind $\overline{x}'-\mu$ und $\overline{x}''-\mu$ normal verteilt mit Streuungen

$$\frac{\sigma^2}{N_1} \quad \text{und} \quad \frac{\sigma^2}{N_2}\,.$$

Die Streuungen s'^2 und s''^2 gehorchen zwei χ-Verteilungen, wobei

$$\chi'^2 = (N_1-1)\frac{s'^2}{\sigma^2} \quad \text{und} \quad \chi''^2 = (N_2-1)\frac{s''^2}{\sigma^2}\,.$$

Der Unterschied $\overline{x}'-\overline{x}''$ ist ebenfalls normal verteilt und zwar mit der Streuung

$$\frac{\sigma^2}{N_1} + \frac{\sigma^2}{N_2} = \sigma^2\frac{N_1+N_2}{N_1 N_2}\,.$$

Überdies folgt die Summe

$$(N_1-1)\frac{s'^2}{\sigma^2} + (N_2-1)\frac{s''^2}{\sigma^2}$$

einer χ-Verteilung mit $n = N_1 + N_2 - 2$ Freiheitsgraden.

Demnach haben wir eine normale Verteilung

$$x = \frac{\overline{x}'-\overline{x}''}{\sigma\sqrt{\dfrac{N_1+N_2}{N_1 N_2}}} \tag{1}$$

mit der Streuung 1 und dem Durchschnitt 0, sowie eine davon stochastisch unabhängige Größe

$$\chi^2 = (N_1-1)\frac{s'^2}{\sigma^2} + (N_2-1)\frac{s''^2}{\sigma^2}\,, \tag{2}$$

die mit $n = N_1 + N_2 - 1$ Freiheitsgraden einer χ-Verteilung gehorcht.

Somit erhalten wir entsprechend dem Abschnitt 312 eine t-Verteilung für

$$t = \frac{x \sqrt{n}}{z}$$

oder

$$t = \frac{\overline{x}' - \overline{x}''}{\sqrt{\dfrac{(N_1 - 1)\, s'^2 + (N_2 - 1)\, s''^2}{N_1 + N_2 - 2}}} \sqrt{\frac{N_1\, N_2}{N_1 + N_2}}, \tag{3}$$

was man auch in die Form

$$t = \frac{\overline{x}' - \overline{x}''}{\sqrt{\dfrac{S\, (x_i' - \overline{x}')^2 + S\, (x_i'' - \overline{x}'')^2}{N_1 + N_2 - 2}}} \sqrt{\frac{N_1\, N_2}{N_1 + N_2}} \, . \tag{4}$$

bringen kann.

Um die Richtigkeit des Ausdrucks (1) zu zeigen, haben wir zu beweisen, daß die Summe zweier normal verteilter Größen ebenfalls normal verteilt ist, wobei die Streuung gleich der Summe

$$\frac{\sigma^2}{N_1} + \frac{\sigma^2}{N_2}$$

der Einzelstreuungen ist.

Es seien die Verteilungen von x und y gegeben durch die Formeln

$$d\varphi\,(x) = \frac{1}{a \sqrt{2\pi}}\, e^{-\frac{x^2}{2a^2}}\, dx, \tag{5a}$$

$$d\varphi\,(y) = \frac{1}{b \sqrt{2\pi}}\, e^{-\frac{y^2}{2b^2}}\, dy \, . \tag{5b}$$

Die Wahrscheinlichkeit dafür, daß die Summe $x + y$ zwischen z und $z + dz$ liege, also daß

$$z < x + y < z + dz, \tag{6}$$

ist durch

$$d\varphi\,(z) = \int\!\!\int d\varphi\,(x) \cdot d\varphi\,(y) \tag{7}$$

gegeben. Das Integral berechnen wir über den durch (6) bestimmten unendlich schmalen Streifen der Ebene $(x\,y)$. Es ist

$$d\varphi\,(z) = \int\!\!\int \frac{1}{2\pi ab}\, e^{-\frac{1}{2}\left(\frac{x^2}{a^2} + \frac{y^2}{b^2}\right)}\, dx\, dy. \tag{8}$$

Wir wollen nun die Ebene $(x\,y)$ derart transformieren, daß erstens $x + y = z$ und zweitens der Exponent

$$\frac{x^2}{a^2} + \frac{y^2}{b^2}$$

in eine Summe zweier Ausdrücke übergeführt wird, deren erster im wesentlichen von z^2 und deren zweiter von ξ^2 abhängt. Dies gelingt mit Hilfe der Transformation

$$z = x + y, \tag{9a}$$

$$\xi = \frac{b^2}{a^2 + b^2}\, x - \frac{a^2}{a^2 + b^2}\, y. \tag{9b}$$

Da die Transformationsdeterminante den Wert 1 hat, erhalten wir

$$d x\, d y = d \xi\, d z. \tag{10}$$

Ferner läßt sich nachrechnen, daß

$$\frac{x^2}{a^2} + \frac{y^2}{b^2} = \frac{a^2 + b^2}{a^2 b^2}\, \xi^2 + \frac{z^2}{a^2 + b^2}. \tag{11}$$

Da nun im Integrationsbereich des doppelten Integrals von (8) z konstant ist und das Integral zu einem einfachen Integral über ξ wird, erhalten wir aus (8) durch Einsetzen von (10) und (11)

$$d\varphi\,(z) = \frac{1}{2\pi a b}\, e^{-\frac{z^2}{2(a^2 + b^2)}} d z \int_{-\infty}^{+\infty} e^{-\frac{a^2 + b^2}{2 a^2 b^2}\, \xi^2} d\xi. \tag{12}$$

Das Integral in (12) ergibt

$$\frac{a b}{\sqrt{a^2 + b^2}}\, \sqrt{2\pi}\ , \tag{13}$$

womit dann aus (12) folgt

$$d\varphi\,(z) = \frac{1}{\sqrt{(a^2 + b^2)\, 2\pi}} \cdot e^{-\frac{z^2}{2(a^2 + b^2)}} d z\ . \tag{14}$$

Damit haben wir die in (1) benützte Eigenschaft der Summe zweier normaler Veränderlicher bewiesen.

Wir haben nun noch zu zeigen, daß auch die Gleichung (2) zutrifft. Es ist also nachzuweisen, daß die Summe

$$\chi^2 = \chi_1^2 + \chi_2^2$$

so verteilt ist, daß

$$d\varphi\,(\chi^2) = \frac{1}{\left(\dfrac{n_1 + n_2 - 2}{2}\right)!} \left(\frac{\chi^2}{2}\right)^{\frac{n_1 + n_2 - 2}{2}} e^{-\frac{\chi^2}{2}} d\left(\frac{\chi^2}{2}\right),$$

wobei

$$\chi_1^2 = \mathop{S}_{i=1}^{n_1} x_i^{\prime\,2} \quad \text{und} \quad \chi_2^2 = \mathop{S}_{i=1}^{n_2} x_i^{\prime\prime\,2}$$

und wo für jedes x_i

$$d\varphi\,(x_i) = \frac{1}{\sqrt{2\,\pi}}\, e^{-\frac{x_i^2}{2}}\, d\,x_i\,,$$

somit also

$$d\varphi\,(\chi_1^2) = \frac{1}{\left(\dfrac{n_1-2}{2}\right)!}\left(\frac{\chi_1^2}{2}\right)^{\frac{n_1-2}{2}} e^{-\frac{\chi_1^2}{2}}\, d\left(\frac{\chi_1^2}{2}\right)\,,$$

$$d\varphi\,(\chi_2^2) = \frac{1}{\left(\dfrac{n_2-2}{2}\right)!}\left(\frac{\chi_2^2}{2}\right)^{\frac{n_2-2}{2}} e^{-\frac{\chi_2^2}{2}}\, d\left(\frac{\chi_2^2}{2}\right)\,.$$

Da

$$\chi^2 = \chi_1^2 + \chi_2^2\,,$$

ist auch

$$\chi^2 < \underset{i=1}{\overset{n_1}{S}}\, x_i'^2 + \underset{i=1}{\overset{n_1}{S}}\, x_i''^2 < (\chi + d\,\chi)^2\,,$$

womit der Satz gemäß dem Abschnitt 311 bewiesen ist.

322 Das Prüfen von Streuungen

322.1 Abweichung der Streuung einer Stichprobe von der Streuung der Grundgesamtheit

Nach der Gleichung (16) des Abschnitts 320 fanden wir für die Verteilung der Streuung einer Stichprobe

$$d\varphi\,(s^2) = \frac{1}{\left(\dfrac{N-3}{2}\right)!}\left(\frac{N-1}{2}\,\frac{s^2}{\sigma^2}\right)^{\frac{N-3}{2}} e^{-\frac{N-1}{2}\,\frac{s^2}{\sigma^2}}\, d\left(\frac{N-1}{2}\,\frac{s^2}{\sigma^2}\right). \tag{1}$$

Es handelt sich hier demnach um eine Verteilung von χ^2, wobei

$$\chi^2 = (N-1)\,\frac{s^2}{\sigma^2} \tag{2a}$$

und

$$n = N-1\,. \tag{2b}$$

Auf Grund der Beziehungen (1) und (2) kann die Abweichung der Streuung s^2 der Stichprobe von der Streuung σ^2 der Grundgesamtheit geprüft werden.

Linder 8

322.2 Das Verhältnis der Streuungen zweier Stichproben

Da für die Streuungen s'^2 und s''^2 zweier voneinander stochastisch unabhängigen Stichproben aus der gleichen Grundgesamtheit

$$(N_1 - 1)\,\frac{s'^2}{\sigma^2} = \chi_1^2 \tag{1a}$$

und

$$(N_2 - 1)\,\frac{s''^2}{\sigma^2} = \chi_2^2 \tag{1b}$$

gesetzt werden können, wobei χ_1^2 und χ_2^2 je einer χ-Verteilung mit

$$n_1 = N_1 - 1 \quad \text{und} \quad n_2 = N_2 - 1 \tag{2}$$

Freiheitsgraden gehorchen, folgt das Verhältnis

$$F = \frac{\chi_1{}^2\, n_2}{\chi_2{}^2\, n_1} = \frac{s'^2}{s''^2} \tag{3}$$

der im Abschnitt 313 abgeleiteten Verteilung von F mit

$$n_1 = N_1 - 1 \quad \text{und} \quad n_2 = N_2 - 1 \tag{4}$$

Freiheitsgraden.

323 Das Prüfen von Regressionsgeraden

Wir beschränken uns auf die lineare Regression. Für die nichtlineare und die Mehrfachregression können die folgenden Ableitungen sinngemäß verallgemeinert werden.

323.0 Die Verteilung um die Regressionsgerade

Die Grundgesamtheit sei so beschaffen, daß die Gleichung der Regressionsgeraden

$$Y = \alpha + \beta\,(x - \overline{x}) \tag{1}$$

laute und für jeden Wert x_i die Verteilung

$$d\varphi(y_i) = \frac{1}{\sigma\,\sqrt{2\,\pi}}\, e^{-\frac{[y_i - \alpha - \beta\,(x_i - \overline{x})]^2}{2\sigma^2}}\, dy_i \tag{2}$$

gelte.

Für eine Stichprobe aus der Grundgesamtheit lautet die Gleichung der Regressionsgeraden

$$Y = a + b\,(x - \overline{x})\,. \tag{3}$$

Dabei ist

$$a = \overline{y} = \frac{1}{N} \mathop{S}_{i=1}^{N} y_i \tag{4}$$

und

$$b = \frac{1}{\mathop{S}_{i=1}^{N} (x_i - \overline{x})^2} \mathop{S}_{i=1}^{N} (x_i - \overline{x})(y_i - \overline{y}) , \tag{5a}$$

was wir auch in der Form

$$b = \frac{1}{\mathop{S}_{i=1}^{N} (x_i - \overline{x})^2} \mathop{S}_{i=1}^{N} (x_i - \overline{x}) y_i \tag{5b}$$

schreiben können. Die Streuung der Einzelwerte y_i um die entsprechenden Werte Y_i der Regressionsgeraden lautet

$$s_b^2 = \frac{1}{N-2} \mathop{S}_{i=1}^{N} (y_i - Y_i)^2 . \tag{6}$$

Wenn wir uns auf solche Stichproben beschränken, die alle den gleichen Satz von Werten x_i umfassen, so können wir fragen, mit welcher Wahrscheinlichkeit $d\varphi\,(a, b, s_b^2)$ die Werte $y_1, y_2, y_3, \ldots y_N$ die folgenden drei Ungleichungen gleichzeitig erfüllen.

$$N a < \mathop{S}_{i=1}^{N} y_i < N(a + da) , \tag{7a}$$

$$b \mathop{S}_{i=1}^{N} (x_i - \overline{x})^2 < \mathop{S}_{i=1}^{N} (x_i - \overline{x}) y_i < (b + db) \mathop{S}_{i=1}^{N} (x_i - \overline{x})^2 , \tag{7b}$$

$$(N-2) s_b^2 < \mathop{S}_{i=1}^{N} (y_i - Y_i)^2 < (N-2)(s_b + d\,s_b)^2 . \tag{7c}$$

Im N-dimensionalen kartesischen Raum mit den Koordinaten $y_1, y_2, y_3, \ldots y_N$ kommt den drei Ungleichungen folgende geometrische Bedeutung zu:

Die Ungleichung (7a) bedeutet das Gebiet zwischen zwei unendlich benachbarten Ebenen, wovon die eine durch den Punkt $(Y_1, Y_2, Y_3, \ldots Y_N)$ geht und vom Ursprung den Abstand $a \sqrt{N}$ hat.

Die Ungleichung (7b) stellt zwei unendlich benachbarte Ebenen dar, deren eine ebenfalls durch $(Y_1, Y_2, Y_3, \ldots Y_N)$ geht und die vom Ursprung den Abstand

$$b \sqrt{\mathop{S}_{i=1}^{N} (x_i - \overline{x})^2}$$

hat.

Die Ungleichung (7c) endlich stellt zwei unendlich benachbarte Kugel-flächen dar, deren Ursprung im Punkte $(Y_1, Y_2, Y_3, \ldots Y_N)$ liegt und deren Radien

$$s\sqrt{N-2} \quad \text{und} \quad (s+d\,s)\sqrt{N-2}$$

betragen.

Das Gebiet, das durch die Ungleichungen (7a), (7b) und (7c) festgelegt wird, wollen wir das Gebiet (G) nennen.

Die Wahrscheinlichkeit $d\varphi\,(a, b, s_b^2)$ finden wir als

$$d\varphi\,(a, b, s_b^2) = \int_{(G)}^{(N)}\!\!\!\cdots \int d\varphi\,(y_1)\,d\varphi\,(y_2) \ldots d\varphi\,(y_N) \tag{8}$$

oder, wenn wir die Werte von (2) einsetzen,

$$d\varphi\,(a, b, s_b^2) = \left(\frac{1}{\sigma\sqrt{2\pi}}\right)^N \int_{(G)}^{(N)}\!\!\!\cdots \int e^{-\frac{1}{2\sigma^2}\sum\limits_{i=1}^{N}[y_i-\alpha-\beta\,(x_i-\bar{x})]^2}\,d\,y_1\,d\,y_2 \ldots d\,y_N. \tag{9}$$

Für die Summe im Exponenten finden wir

$$\sum_{i=1}^{N}[y_i-\alpha-\beta\,(x_i-\bar{x})]^2 = (N-2)\,s_b^2 + N\,(a-\alpha)^2 + (b-\beta)^2\sum_{i=1}^{N}(x_i-\bar{x})^2. \tag{10}$$

Setzen wir dies in (9) ein und beachten dabei, daß s_b, a und b bei der Integration über den Bereich (G) als konstant zu gelten haben, so ergibt sich

$$d\varphi\,(a, b, s_b^2) = \left(\frac{1}{\sigma\sqrt{2\pi}}\right)^N e^{-\frac{N-2}{2}\frac{s_b^2}{\sigma^2}}\,e^{-\frac{(a-\alpha)^2}{2\sigma^2}N} \cdot$$

$$\cdot\,e^{-\frac{(b-\beta)^2}{2\sigma^2}\sum\limits_{i=1}^{N}(x_i-\bar{x})^2}\int_{(G)}^{(N)}\!\!\!\cdots \int d\,y_1\,d\,y_2 \ldots d\,y_N. \tag{11}$$

Das N-fache Integral in (11) stellt das Volumen des Bereichs (G) dar. Der Bereich ist das Schnittgebilde der durch (7a), (7b) und (7c) festgelegten Gebilde; er besteht im wesentlichen aus einer Kugelschicht von $(N-2)$ Dimensionen, dem ein Zylinder mit den beiden «Dicken»

$$d\,a\,\sqrt{N} \quad \text{und} \quad d\,b\,\sqrt{\sum_{i=1}^{N}(x_i-\bar{x})^2}$$

«aufgesetzt» ist.

Für das Volumen dieses Bereiches erhält man

$$\frac{\pi^{\frac{N-2}{2}}}{\left(\frac{N-2}{2}\right)!}\,s^{N-3}\,(N-2)^{\frac{N-3}{2}}\,(N-2)^{\frac{3}{2}}\,d\,s\,\sqrt{\sum_{i=1}^{N}(x_i-\bar{x})^2}\,d\,b\,\sqrt{N}\,d\,a. \tag{12}$$

Durch Einsetzen in (11) findet man schließlich

$$d\varphi(a,b,s_b^2) = \frac{\sqrt{N}}{\sigma\sqrt{2\pi}}\, e^{-\frac{(a-\alpha)^2}{2\sigma^2}N}\, da \cdot \frac{\sqrt{\overset{N}{\underset{i=1}{S}}(x_i-\overline{x})^2}}{\sigma\sqrt{2\pi}}\, e^{-\frac{(b-\beta)^2}{2\sigma^2}\overset{N}{\underset{i=1}{S}}(x_i-\overline{x})^2}\, db \cdot$$

$$\cdot \frac{1}{\left(\frac{N-4}{2}\right)!}\left(\frac{N-2}{2}\frac{s_b^2}{\sigma^2}\right)^{\frac{N-4}{2}} e^{-\frac{N-2}{2}\frac{s_b^2}{\sigma^2}}\, d\left(\frac{N-2}{2}\frac{s_b^2}{\sigma^2}\right). \tag{13}$$

323.1 Das Prüfen der Regressionsgleichung

Auf Grund der Gleichung (13) des vorigen Abschnitts können wir feststellen:

1. Die Verteilungen von a, b und s_b^2 sind voneinander stochastisch unabhängig.

2. Die Größe $\frac{a-\alpha}{\sigma}\sqrt{N}$ ist normal verteilt mit der Streuung 1 und dem Durchschnitt 0.

3. Die Größe $\frac{b-\beta}{\sigma}\sqrt{\overset{N}{\underset{i=1}{S}}(x_i-\overline{x})^2}$ ist normal verteilt mit der Streuung 1 und dem Durchschnitt 0.

4. Die Größe $(N-2)\frac{s_b^2}{\sigma^2}$ gehorcht einer χ-Verteilung mit $N-2$ Freiheitsgraden.

Aus dem letzten Satz ergibt sich sofort der Grund dafür, weshalb wir zum Berechnen von s_b^2 durch $N-2$ und nicht durch N oder durch $N-1$ dividierten. Da $(N-2)\frac{s_b^2}{\sigma^2}$ einer χ-Verteilung mit $N-2$ Freiheitsgraden folgt, ist der Durchschnitt von s_b^2 aus allen Stichproben von N Werten y_i gleich der Streuung σ^2 der Grundgesamtheit.

Um die Konstante a der Regressionsgleichung zu prüfen, berechnen wir

$$t = \frac{a-\alpha}{\sigma}\sqrt{N}\,\frac{\sigma}{s\sqrt{N-2}}\sqrt{N-2},$$

oder also

$$t = \frac{a-\alpha}{s}\sqrt{N}, \tag{1a}$$

wobei aber die Zahl der Freiheitsgrade

$$n = N - 2. \tag{1b}$$

Den Regressionskoeffizienten b prüfen wir mittels

$$t = \frac{b-\beta}{\sigma}\sqrt{\overset{N}{\underset{i=1}{S}}(x_i-\overline{x})^2} \cdot \frac{\sigma}{s\sqrt{N-2}}\sqrt{N-2}$$

oder

$$t = \frac{b - \beta}{s} \sqrt{\mathop{S}_{i=1}^{N} (x_i - \overline{x})^2} \tag{2a}$$

wiederum mit

$$n = N - 2. \tag{2b}$$

Um einen beliebigen Wert Y der Regressionsgeraden zu prüfen, haben wir zu beachten, daß erstens

$$Y = a + b\,(x - \overline{x})$$

und zweitens die Verteilungen von a und von b normal und voneinander stochastisch unabhängig sind. Nach Formel (13) von 323.0 haben wir für die Streuungen von a und von b

$$\sigma_a^2 = \frac{\sigma^2}{N} \quad \text{und} \quad \sigma_b^2 = \frac{\sigma^2}{\mathop{S}\limits_{i=1}^{N} (x_i - \overline{x})^2}. \tag{3}$$

Nach der Formel (14) von 321.2 erhalten wir für die Streuung von Y

$$\sigma_Y^2 = \sigma_a^2 + (x - \overline{x})\,\sigma_b^2 \tag{4}$$

und daraus in Verbindung mit (3)

$$\sigma_Y^2 = \sigma^2 \left[\frac{1}{N} + \frac{(x - \overline{x})^2}{\mathop{S}\limits_{i=1}^{N} (x_i - \overline{x})^2} \right]. \tag{5}$$

323.2 Der Unterschied zwischen zwei Regressionsgeraden

Aus einer Grundgesamtheit, deren Regressionsgerade

$$Y = \alpha + \beta\,(x_i - \overline{x}) \tag{1}$$

laute und deren Einzelwerte y_i um die Regressionsgerade normal verteilt seien mit der Streuung σ haben wir zwei Stichproben entnommen, deren Werte

$$x_1', y_1', x_2', y_2' \ldots x_{N_1}', y_{N_1}'$$

und

$$x_1'', y_1'', x_2'', y_2'' \ldots x_{N_2}'', y_{N_2}''$$

seien. Die aus den Stichproben berechneten Regressionsgleichungen seien mit

$$Y' = a_1 + b_1\,(x_i' - \overline{x}') \tag{2a}$$

und

$$Y'' = a_2 + b_2\,(x_i'' - \overline{x}'') \tag{2b}$$

bezeichnet.

Nach 323.0 sind $a_1 - \alpha$ und $a_2 - \alpha$ normal verteilt mit den Streuungen

$$\frac{\sigma^2}{N_1} \quad \text{und} \quad \frac{\sigma^2}{N_2}.$$

Die Größe $a_1 - a_2$ ist nach dem in 321.1 bewiesenen Satz normal verteilt mit einer Streuung

$$\sigma^2 \left(\frac{1}{N_1} + \frac{1}{N_2} \right).$$

Da die Größen

$$(N_1 - 2) \frac{s_{b_1}^2}{\sigma^2} \quad \text{und} \quad (N_2 - 2) \frac{s_{b_2}^2}{\sigma^2}$$

zwei χ-Verteilungen entsprechend streuen, entspricht ihre Summe

$$(N_1 - 2) \frac{s_{b_1}^2}{\sigma^2} + (N_2 - 2) \frac{s_{b_2}^2}{\sigma^2} = \chi^2$$

ebenfalls einer χ-Verteilung mit $n = N_1 + N_2 - 4$ Freiheitsgraden.

Den Unterschied $a_1 - a_2$ können wir demnach mittels der t-Verteilung prüfen, indem wir nach 312 berechnen

$$t = \frac{a_1 - a_2}{\sigma \sqrt{\dfrac{N_1 + N_2}{N_1 N_2}}} \cdot \frac{\sigma}{\sqrt{(N_1 - 2) s_{b_1}^2 + (N_2 - 2) s_{b_2}^2}} \sqrt{N_1 + N_2 - 2}$$

oder, wenn wir bedenken, daß

$$(N_1 - 2) s_{b_1}^2 = \overset{N_1}{\underset{i=1}{S}} (y_i' - Y_i')^2$$

und

$$(N_2 - 2) s_{b_2}^2 = \overset{N_2}{\underset{i=1}{S}} (y_i'' - Y_i'')^2,$$

finden wir

$$t = \frac{a_1 - a_2}{\sqrt{\dfrac{\overset{N_1}{\underset{i=1}{S}} (y_i' - Y_i')^2 + \overset{N_2}{\underset{i=1}{S}} (y_i'' - Y_i'')^2}{N_1 + N_2 - 4}}} \sqrt{\frac{N_1 N_2}{N_1 + N_2}} \tag{3}$$

mit $n = N_1 + N_2 - 4$ Freiheitsgraden.

Um den Unterschied der Regressionskoeffizienten $b_1 - b_2$ zu prüfen, haben wir zu beachten, daß die beiden Größen b_1 und b_2 ebenfalls normal verteilt sind mit den Streuungen

$$\frac{\sigma^2}{\overset{N_1}{\underset{i=1}{S}} (x_i' - \overline{x}')^2} \quad \text{und} \quad \frac{\sigma^2}{\overset{N_2}{\underset{i=1}{S}} (x_i'' - \overline{x}'')^2}.$$

Auch der Unterschied $b_1 - b_2$ ist normal verteilt mit der Streuung

$$\sigma^2 \left[\frac{1}{\displaystyle\mathop{S}_{i=1}^{N_1} (x_i' - \overline{x}')^2} + \frac{1}{\displaystyle\mathop{S}_{i=1}^{N_2} (x_i'' - \overline{x}'')^2} \right],$$

so daß wir $b_1 - b_2$ prüfen können mit einem t, das wie folgt zu berechnen ist:

$$t = \frac{b_1 - b_2}{\sqrt{\dfrac{S(y_i' - Y_i')^2 + S(y_i'' - Y_i'')^2}{N_1 + N_2 - 4}}} \cdot \frac{1}{\sqrt{\dfrac{1}{S(x_i' - \overline{x}')^2} + \dfrac{1}{S(x_i'' - \overline{x}'')^2}}} \cdot \tag{4}$$

Die Zahl der Freiheitsgrade beträgt auch hier

$$n = N_1 + N_2 - 4 .$$

323.3 *Wann darf die Regression als geradlinig beurteilt werden ?*

Die in den Abschnitten 323.0 bis 323.2 hergeleiteten Prüfverfahren dürfen wir nur anwenden, wenn die Regression geradlinig ist. Um prüfen zu können, ob dies der Fall sei, nehmen wir an, die Größen x seien in M Klassen eingeteilt. Die Klassenmitten bezeichnen wir mit $x_1, x_2, \ldots, x_j, \ldots x_M$, und in der j-ten Klasse mögen N_j Werte y_{jk} vorhanden sein. Demnach haben wir

$$\mathop{S}_{j=1}^{M} N_j = N , \tag{1}$$

wo N wie immer die Gesamtzahl der beobachteten Wertepaare bedeutet.

Den Durchschnitt der Werte y_{jk} in der Klasse j bezeichnen wir mit $\overline{y}_j$ und berechnen ihn wie folgt:

$$N_j \overline{y}_j = \mathop{S}_{k=1}^{N_j} y_{jk} . \tag{2}$$

Selbstverständlich wird dann

$$N\overline{y} = \mathop{S}_{j=1}^{M} N_j \overline{y}_j = \mathop{S}_{j=1}^{M} \mathop{S}_{k=1}^{N_j} y_{jk} . \tag{3}$$

Für die Werte Y_j der Regressionsgeraden, die den Werten x_j entsprechen, haben wir die Beziehung

$$Y_j = a + b (x_j - \overline{x}) , \tag{4}$$

wobei

$$a = \overline{y} \tag{5a}$$

und — in Anpassung an die Bezeichnungen dieses Abschnitts —

$$b \mathop{S}_{i=1}^{M} N_j (x_j - \overline{x})^2 = \mathop{S}_{i=1}^{M} N_j (x_j - \overline{x}) \overline{y}_j . \tag{5b}$$

Die Regression werden wir so lange als geradlinig betrachten dürfen, als die Abweichungen $\overline{y}_j - Y_j$ im Rahmen des Zufälligen bleiben.

Um dies zu prüfen, nehmen wir wiederum an, die Werte y_{jk} seien um die Regressionsgerade der Grundgesamtheit normal verteilt mit der Streuung σ.

Durch passendes Zerlegen der Streuung der y um ihren Durchschnitt $\overline{y}$ finden wir unschwer, wie die Abweichungen $\overline{y}_j - Y_j$ geprüft werden können.

Zunächst zerlegen wir die Streuung der y_{jk} um $\overline{y}$ in die Summe der Streuung der y_{jk} um die Regressionswerte Y_j und der Streuung der Regressionswerte Y_j um $\overline{y}$. In der Tat finden wir

$$\mathop{S}_{j=1}^{M} \mathop{S}_{k=1}^{Nj} (y_{jk} - \overline{y})^2 = \mathop{S}_{j=1}^{M} \mathop{S}_{k=1}^{Nj} (y_{jk} - Y_j)^2 + \mathop{S}_{j=1}^{M} N_j (Y_j - \overline{y})^2. \tag{6}$$

Zum Beweise der Beziehung (6) brauchen wir nur zu zeigen, daß

$$\mathop{S}_{j=1}^{M} \mathop{S}_{k=1}^{Nj} (y_{jk} - Y_j)(Y_j - \overline{y}) = 0 \tag{7}$$

wird. Man hat

$$\mathop{S}_{j=1}^{M} \mathop{S}_{k=1}^{Nj} (y_{jk} - Y_j)(Y_j - \overline{y}) = \mathop{S}_{j=1}^{M} \mathop{S}_{k=1}^{Nj} [y_{jk} - \overline{y} - b(x_j - \overline{x})]\, b(x_j - \overline{x}) =$$

$$= b \mathop{S}_{j=1}^{M} \mathop{S}_{k=1}^{Nj} (x_j - \overline{x}) y_{jk} - b\overline{y} \mathop{S}_{j=1}^{M} \mathop{S}_{k=1}^{Nj} (x_j - \overline{x}) - b^2 \mathop{S}_{i=1}^{M} \mathop{S}_{k=1}^{Nj} (x_j - \overline{x})^2.$$

Das erste und das dritte Glied sind gemäß (5b) gleich, und da das mittlere Glied gleich 0 wird, ist (7) und damit (6) bewiesen.

Die Streuung der Einzelwerte um die Regressionsgerade können wir weiter zerlegen in eine Streuung der Einzelwerte um die Klassendurchschnitte $\overline{y}_j$ und eine Streuung der Klassendurchschnitte um die entsprechenden Regressionswerte.

$$\mathop{S}_{j=1}^{M} \mathop{S}_{k=1}^{Nj} (y_{jk} - Y_j)^2 = \mathop{S}_{j=1}^{M} \mathop{S}_{k=1}^{Nj} (y_{jk} - \overline{y}_j)^2 + \mathop{S}_{j=1}^{M} N_j (\overline{y}_j - Y_j)^2. \tag{8}$$

Diese Beziehung wird auf gleiche Art bewiesen wie (6).

Für die Quadratsummen in (6) und (8) finden wir die Verteilungen durch folgende Überlegungen:

$$a) \quad \mathop{S}_{j=1}^{M} \mathop{S}_{k=1}^{Nj} (y_{jk} - \overline{y}_j)^2.$$

Da die Größen y_{jk} um den Regressionswert normal verteilt sind mit der Streuung σ, ist

$$\frac{1}{\sigma^2} \mathop{S}_{k=1}^{Nj} (y_{jk} - \overline{y}_j)^2$$

nach 320 verteilt wie χ^2 mit $n = N_j - 1$. Nach 321.2 ist dann auch

$$\frac{1}{\sigma^2} \mathop{S}_{j=1}^{M} \mathop{S}_{k=1}^{N_j} (y_{jk} - \overline{y}_j)^2$$

wie χ^2 verteilt mit $n = N - M$.

$$\text{b)} \quad \mathop{S}_{j=1}^{M} N_j (\overline{y}_j - Y_j)^2 .$$

Da die y_{jk} normal um die Regressionswerte der Grundgesamtheit verteilt sind, ist $\overline{y}_j$ ebenfalls normal verteilt mit der Streuung

$$\frac{\sigma^2}{N_j} .$$

Im Ausdruck $N_j (\overline{y}_j - Y_j)^2$ wird die Abweichung $y_j - Y_j$ nicht bloß einmal, sondern N_j mal genommen. Daher ist $N_j (\overline{y}_j - Y_j)^2$ normal verteilt mit der Streuung σ^2.

Der Ausdruck

$$\frac{1}{\sigma^2} \mathop{S}_{j=1}^{M} N_j (\overline{y}_j - Y_j)^2$$

ist nach 323.0 verteilt wie χ^2 mit $n = M - 2$.

Da zudem die Verteilungen von a) und b) nach (8) voneinander unabhängig sind, kann die Abweichung der Klassendurchschnitte von den entsprechenden Regressionswerten mittels der F-Verteilung geprüft werden, indem wir

$$F = \frac{\displaystyle \mathop{S}_{j=1}^{M} N_j (\overline{y}_j - Y_j)^2}{\displaystyle \mathop{S}_{j=1}^{M} \mathop{S}_{k=1}^{N_j} (y_{jk} - \overline{y}_j)^2} \cdot \frac{N - M}{M - 2} \tag{9}$$

mit $n_1 = M - 2$, $n_2 = N - M$ berechnen. Solange F unterhalb der Sicherheitsschwelle bleibt, kann die Regression als linear angesehen werden.

324 Das Prüfen von Korrelationskoeffizienten

324.0 Zweidimensionale normale Verteilungen

Um die Verteilung des Korrelationskoeffizienten in Stichproben berechnen zu können, müssen wir eine zweidimensionale Grundgesamtheit voraussetzen. Wir wählen dafür die Verteilung

$$d\varphi(x, y) = \frac{1}{\sigma_1 \sigma_2 \, 2\pi \sqrt{1 - \varrho^2}}\, e^{-\frac{1}{2(1-\varrho^2)} \left(\frac{x^2}{\sigma_1^2} - \frac{2\varrho x y}{\sigma_1 \sigma_2} + \frac{y^2}{\sigma_2^2} \right)} dx\, dy . \tag{1}$$

Für $\varrho = 0$ wird

$$d\varphi\,(x,\,y) = d\varphi\,(x)\cdot d\varphi\,(y)\,,$$

wobei sowohl $d\varphi\,(x)$ wie $d\varphi\,(y)$ Normalverteilungen sind mit den Streuungen σ_1 und σ_2. Wenn $\varrho = 0$ ist, sind demnach die beiden Verteilungen $d\varphi\,(x)$ und $d\varphi\,(y)$ voneinander unabhängig.

Die durch (1) gegebene Verteilung können wir auch in den beiden folgenden Formen schreiben:

$$d\varphi\,(x,y) = \frac{1}{\sigma_1\,\sqrt{2\,\pi}}\,e^{-\frac{x^2}{2\sigma_1^2}}\,dx\cdot\frac{1}{\sigma_2\sqrt{2\,\pi\,(1-\varrho^2)}}\,e^{-\frac{\left(y-\varrho\frac{\sigma_2}{\sigma_1}\,x\right)^2}{2\,\sigma_2^2\,(1-\varrho^2)}}\,dy \qquad (2a)$$

und

$$d\varphi\,(x,y) = \frac{1}{\sigma_2\,\sqrt{2\,\pi}}\,e^{-\frac{y^2}{2\sigma_2^2}}\,dy\cdot\frac{1}{\sigma_1\,\sqrt{2\,\pi\,(1-\varrho^2)}}\,e^{-\frac{\left(x-\varrho\frac{\sigma_1}{\sigma_2}\,y\right)^2}{2\,\sigma_1^2\,(1-\varrho^2)}}\,dx\,. \qquad (2b)$$

Gemäß (2a) kann man zunächst die Wahrscheinlichkeit dafür betrachten, daß x zwischen x und $x+dx$ liegt. Diese Wahrscheinlichkeit besitzt eine normale Verteilung mit der Streuung σ_1. Ist x festgelegt, so finden wir als Wahrscheinlichkeit dafür, daß y zwischen y und $y+dy$ liegt, eine normale Verteilung mit dem Durchschnitt

$$\varrho\,\frac{\sigma_2}{\sigma_1}\,x$$

und der Streuung

$$\sigma_2^2\,(1-\varrho^2)\,.$$

Die zu einem bestimmten Werte von x gehörende Verteilung der Werte y ist demnach normal und von x abhängig, indem ihr Durchschnitt linear mit x zunimmt. Die Streuung ist für alle diese bedingten Verteilungen gleich.

Gemäß (2b) sind die zu jedem y gehörenden Werte x ebenfalls normal verteilt. Die Durchschnitte dieser Verteilungen liegen auf der Geraden

$$x = \varrho\,\frac{\sigma_1}{\sigma_2}\,y$$

und die Streuungen sind sämtliche gleich

$$\sigma_1^2\,(1-\varrho^2)\,.$$

Die beiden Regressionskoeffizienten lauten demnach

$$\beta = \varrho\,\frac{\sigma_2}{\sigma_1} \qquad (3a)$$

und

$$\beta^* = \varrho\,\frac{\sigma_1}{\sigma_2} \qquad (3b)$$

während aus

$$\beta \, \beta^* = \varrho^2 \tag{4}$$

folgt, daß ϱ^2 das Bestimmtheitsmaß, ϱ der Korrelationskoeffizient der Verteilung $d\varphi\,(x, y)$ ist.

324.1 Die Verteilung des Korrelationskoeffizienten

Wir betrachten N Wertepaare x_1, y_1; x_2, y_2; $\ldots$, x_N, y_N, von denen jedes mit der Wahrscheinlichkeit

$$d\varphi\,(x_i, y_i) = \frac{1}{\sigma_1 \sigma_2 \, 2\pi \, \sqrt{1-\varrho^2}} \; e^{-\frac{1}{2(1-\varrho^2)}\left[\frac{(x_i-\mu_1)^2}{\sigma_1{}^2} - \frac{2\varrho\,(x_i-\mu_1)\,(y_i-\mu_2)}{\sigma_1 \sigma_2} + \frac{(y_i-\mu_2)^2}{\sigma_2{}^2}\right]} \, d\,x_i \, d\,y_i \tag{1}$$

im Intervall zwischen x_i und $x_i + dx_i$ sowie y_i und $y_i + dy_i$ erscheint.

Aus den N Wertepaaren berechnen wir die Durchschnitte, die Streuungen und den Korrelationskoeffizienten gemäß den Formeln

$$N\overline{x} = \mathop{S}_{i=1}^{N} x_i \, , \qquad\qquad N\overline{y} = \mathop{S}_{i=1}^{N} y_i \, , \tag{2a}$$

$$(N-1)\, s_1^2 = \mathop{S}_{i=1}^{N} (x_i - \overline{x})^2 \, , \qquad\qquad (N-1)\, s_2^2 = \mathop{S}_{i=1}^{N} (y_i - \overline{y})^2 \, , \tag{2b}$$

$$(N-1)\, r \, s_1 \, s_2 = \mathop{S}_{i=1}^{N} (x_i - \overline{x})\,(y_i - \overline{y}) \, . \tag{2c}$$

Mit $d\varphi\,(\overline{x}, \overline{y}, s_1, s_2, r)$ bezeichnen wir die Wahrscheinlichkeit dafür, daß die N Wertepaare den folgenden fünf Ungleichungen genügen:

$$N\overline{x} < \mathop{S}_{i=1}^{N} x_i < N\,(\overline{x} + d\overline{x}) \, , \qquad\qquad N\overline{y} < \mathop{S}_{i=1}^{N} y_i < N\,(\overline{y} + d\overline{y}) \, , \tag{3a}$$

$$\left.\begin{aligned} (N-1)\, s_1^2 &< \mathop{S}_{i=1}^{N} (x_i - \overline{x})^2 < (N-1)\,(s_1 + d s_1)^2 \, , \\[2mm] (N-1)\, s_2^2 &< \mathop{S}_{i=1}^{N} (y_i - \overline{y})^2 < (N-1)\,(s_2 + d s_2)^2 \, , \end{aligned}\right\} \tag{3b}$$

$$(N-1)\, s_1 \, s_2 \, r < \mathop{S}_{i=1}^{N} (x_i - \overline{x})\,(y_i - \overline{y}) < (N-1)\, s_1 \, s_2 \,(r + dr) \, . \tag{3c}$$

Um $d\varphi\,(\overline{x}, \overline{y}, s_1, s_2, r)$ berechnen zu können, müssen wir zunächst beachten, daß die Wahrscheinlichkeit dafür, daß

$$x_1 \text{ zwischen } x_1 \text{ und } x_1 + dx_1,$$

$$y_1 \text{ zwischen } y_1 \text{ und } y_1 + dy_1,$$

$$\cdots\cdots\cdots\cdots\cdots\cdots\cdots\cdots$$

$$x_N \text{ zwischen } x_N \text{ und } x_N + dx_N,$$

$$y_N \text{ zwischen } y_N \text{ und } y_N + dy_N,$$

liegen, in Anbetracht der Unabhängigkeit der Verteilungen (1) gleich ist

$$d\varphi(x_1, y_1)\, d\varphi(x_2, x_2) \dots d\varphi(x_N, y_N) =$$

$$\left(\frac{1}{\sigma_1 \sigma_2\, 2\pi \sqrt{1-\varrho^2}}\right)^N e^{-\frac{1}{2(1-\varrho^2)} \overset{N}{\underset{i=1}{S}} \left[\frac{(x_i-\mu_1)^2}{\sigma_1^2} - \frac{2\varrho(x_i-\mu_1)(y_i-\mu_2)}{\sigma_1\sigma_2} + \frac{(y_i-\mu_2)^2}{\sigma_2^2}\right]} dx_1\, dy_1\, dx_2\, dy_2 \dots dx_N\, dy_N. \quad (4)$$

Die gesuchte Wahrscheinlichkeit $d\varphi(\overline{x}, \overline{y}, s_1, s_2, r)$ finden wir, indem wir den Ausdruck (4) über den durch die Ungleichungen (3) gegebenen Wertebereich von $x_1, y_1, \dots x_N, y_N$ integrieren.

Die Summe im Exponenten können wir unschwer umformen. Wir finden

$$\overset{N}{\underset{i=1}{S}} \left[\frac{(x_i-\mu_1)^2}{\sigma_1^2} - \frac{2\varrho(x_i-\mu_1)(y_i-\mu_2)}{\sigma_1\sigma_2} + \frac{(y_i-\mu_2)^2}{\sigma_2^2}\right] =$$

$$= \frac{(\overline{x}-\mu_1)^2}{\sigma_1^2} N + \frac{(\overline{y}-\mu_2)^2}{\sigma_2^2} N + (N-1)\frac{s_1^2}{\sigma_1^2} + (N-1)\frac{s_2^2}{\sigma_2^2} -$$

$$- \frac{2\varrho N(\overline{x}-\mu_1)(\overline{y}-\mu_2)}{\sigma_1\sigma_2} - 2(N-1)\frac{s_1 s_2}{\sigma_1\sigma_2} r\varrho. \quad (5)$$

Die Gleichung (5) zeigt, daß wir bei der Integration des Ausdrucks (4) über den Bereich (3) folgendes erhalten:

$$d\varphi(\overline{x}, \overline{y}, s_1, s_2, r) = \left(\frac{1}{\sigma_1\sigma_2\sqrt{2\pi(1-\varrho^2)}}\right)^N \cdot e^{-\frac{(\overline{x}-\mu_1)^2 N}{2(1-\varrho^2)\sigma_1^2}} \cdot e^{-\frac{(\overline{y}-\mu_2)^2 N}{2(1-\varrho^2)\sigma_2^2}} \cdot$$

$$\cdot e^{-\frac{N-1}{2(1-\varrho^2)}\frac{s_1^2}{\sigma_1^2}} \cdot e^{-\frac{N-1}{2(1-\varrho^2)}\frac{s_2^2}{\sigma_2^2}} \cdot e^{\varrho N \frac{(\overline{x}-\mu_1)(\overline{y}-\mu_2)}{\sigma_1\sigma_2(1-\varrho^2)}} \cdot$$

$$\cdot e^{\frac{(N-1)s_1 s_2}{\sigma_1\sigma_2(1-\varrho^2)}\varrho r} \cdot \int^{(2N)}_{\dots} \int dx_1\, dy_1\, dx_2\, dy_2 \dots dx_N\, dy_N. \quad (6)$$

Das in (6) vorkommende $2N$-fache Integral kann man mit Hilfe einer geometrischen Deutung im kartesischen Raum von $2N$ Dimensionen auswerten. Wie im Abschnitt 320 ausgeführt wurde, lassen sich die beiden Ungleichungen

$$N\overline{x} < \overset{N}{\underset{i=1}{S}} x_i < N(\overline{x} + d\overline{x})$$

und

$$(N-1)\,s_1^2 < \overset{N}{\underset{i=1}{S}}\,(x_i-\overline{x})^2 < (N-1)\,(s_1+d\,s_1)^2$$

im N-dimensionalen kartesischen Raum als Schnittgebilde einer N-dimensionalen Kugelschicht mit zwei unendlich benachbarten Ebenen deuten, was ein Gebilde ergibt, dessen Volumen nach Gleichung (12) von 320 gleich

$$c_1 s_1^{N-2}\,d\overline{x}\,d s_1 \tag{7}$$

ist, wobei wir davon absehen können, die Konstante zu bestimmen.

Entsprechend finden wir für das durch die Ungleichungen

$$N\overline{y} < \overset{N}{\underset{i=1}{S}}\,y_i < N\,(\overline{y}+d\overline{y})$$

und

$$(N-1)\,s_2^2 < \overset{N}{\underset{i=1}{S}}\,(y_i-\overline{y})^2 < (N-1)\,(s_2+d\,s_2)^2$$

festgelegte Gebiet im N-dimensionalen Raum ein Volumen von

$$c_2 s_2^{N-2}\,d\overline{y}\,d s_2 . \tag{8}$$

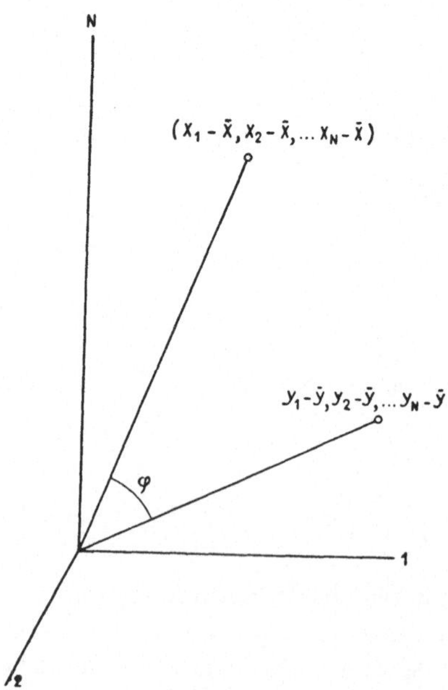

Fig. 36

Geometrische Darstellung des Korrelationskoeffizienten im N-dimensionalen kartesischen Raum

Denkt man sich die Werte $x_1 - \overline{x}$, $x_2 - \overline{x}$, ... $x_N - \overline{x}$ und $y_1 - \overline{y}$, $y_2 - \overline{y}$, ... $y_N - \overline{y}$ als Koordinaten zweier Punkte in einem N-dimensionalen Raum, so läßt sich r nach der Gleichung (2c) als $\cos \varphi$

$$r = \cos \varphi \tag{9}$$

deuten, wobei φ den Winkel zwischen den Vektoren vom Ursprung des N-dimensionalen Raumes zu den beiden Punkten darstellt.

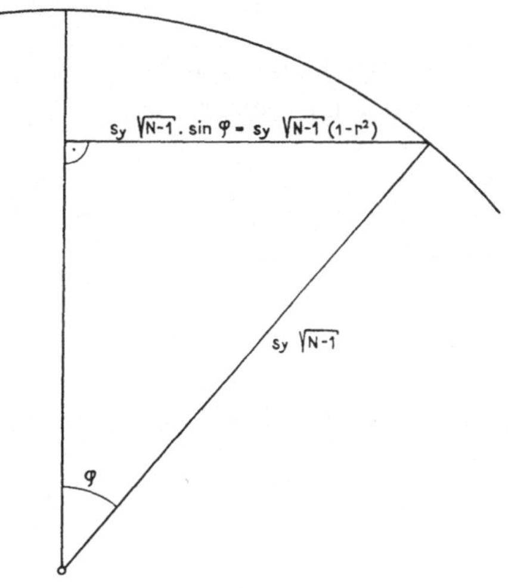

Fig. 37

Geometrische Darstellung der Gleichungen (2a), (2b) und (2c)

Nehmen wir $x_1, x_2, ... x_N$ als fest an, so liegen die mit (2c) festgelegten Punkte auf einem Kreiskegel, der aus der $(N-1)$-dimensionalen Hyperkugel mit dem Radius $s_y \sqrt{N-1}$ eine $(N-2)$-dimensionale Hyperkugel ausschneidet.

Bei unendlich kleiner Variation von r, s_2 und $\overline{y}$ erhalten wir ein Gebilde, dessen Volumen einerseits proportional

$$s_2{}^{N-3} (1-r^2)^{\frac{N-3}{2}} \, ds_2 \, d\overline{y}$$

und sodann proportional einer «Dicke»

$$s_2 \, d\varphi = s_2 \frac{dr}{\sqrt{1-r^2}} \, ,$$

also insgesamt gleich

$$c_2 \, s_2{}^{N-2} (1-r^2)^{\frac{N-4}{2}} \, ds_2 \, d\overline{y} \, dr$$

ist.

Die Ungleichungen (3a), (3b) und (3c) lassen sich demnach im kartesischen Raume von $2N$ Dimensionen derart darstellen, daß wir in einem Raume von N Dimensionen ein Gebiet des Inhalts (7)

$$c_1 s_1^{N-2} \, d s_1 \, d\overline{x}$$

haben und in einem dazu vollständig orthogonalen N-dimensionalen Raume ein Gebiet vom Inhalt

$$c_2 \, s_2^{N-2} \, (1-r^2)^{\frac{N-4}{2}} \, d s_2 \, dr \, d\overline{y} \; .$$

Das gesamte durch die Ungleichungen bestimmte Gebiet, oder also das $2N$-fache Integral in (6), wird demnach gleich

$$c_3 \, s_1^{N-2} \, s_2^{N-2} \, (1-r^2)^{\frac{N-4}{2}} \, d s_1 \, d s_2 \, d\overline{x} \, d\overline{y} \, dr \; . \tag{10}$$

Setzen wir (10) in (6) ein, so erkennen wir zunächst, daß

$$d\varphi \, (\overline{x}, \overline{y}, s_1, s_2, r) = d\varphi \, (\overline{x}, \overline{y}) \, d\varphi \, (s_1, s_2, r) \; . \tag{11}$$

Für den ersten Faktor auf der rechten Seite von (11) können wir

$$d\varphi \, (\overline{x}, \overline{y}) = c_4 \, e^{-\frac{N}{2(1-\varrho^2)} \left[\frac{(\overline{x}-\mu_1)^2}{\sigma_1^2} - \frac{2\varrho (\overline{x}-\mu_1)(\overline{y}-\mu_2)}{\sigma_1 \sigma_2} + \frac{(\overline{y}-\mu_2)^2}{\sigma_2^2} \right]} \, d\overline{x} \, d\overline{y} \tag{12}$$

schreiben, wobei

$$c_4 = \frac{N}{\sigma_1 \sigma_2 \, 2\pi \, \sqrt{1-\varrho^2}} \; . \tag{12a}$$

Wir finden demnach für $\overline{x}$ und $\overline{y}$ eine zweidimensionale Normalverteilung mit den Streuungen

$$\frac{\sigma_1^2}{N} \quad \text{und} \quad \frac{\sigma_2^2}{N}$$

und dem Bestimmtheitsmaß ϱ^2.

Betrachten wir nun noch die Verteilung

$$d\varphi \, (s_1, s_2, r) = c_5 \, e^{-\frac{N-1}{2(1-\varrho^2)} \left[\frac{s_1^2}{\sigma_1^2} - 2 \varrho r \frac{s_1 s_2}{\sigma_1 \sigma_2} + \frac{s_2^2}{\sigma_2^2} \right]} \; .$$

$$\cdot \, s_1^{N-2} \, s_2^{N-2} \, (1-r^2)^{\frac{N-4}{2}} \, d s_1 \, d s_2 \, dr \; . \tag{13}$$

Durch die Substitutionen

$$\xi = \frac{s_1 s_2}{\sigma_1 \sigma_2} \tag{14a}$$

und

$$\eta = \log \text{nat} \, \frac{s_1 \sigma_2}{s_2 \sigma_1} \tag{14b}$$

und durch Integration über ξ wird aus (13)

$$d\varphi(r, \eta) = c_6 (1 - r^2)^{\frac{N-4}{2}} \int_0^\infty \frac{d\eta}{(\cosh \eta - \varrho\, r)^{N-1}} \, d\, r \; . \tag{15}$$

Für die Konstante C_6 findet man nach R. A. Fisher

$$c_6 = \frac{N-2}{\pi} (1 - \varrho^2)^{\frac{N-1}{2}} \; , \tag{16}$$

so daß mit

$$r = \tanh z \; , \tag{17a}$$

$$\varrho = \tanh \zeta \tag{17b}$$

aus (15)

$$d\varphi(\zeta, z) = \frac{N-2}{\pi} \, \mathrm{sech}^{N-1} \zeta \, \mathrm{sech}^{N-2} z \int_0^\infty \frac{d\eta}{(\cosh \eta - \varrho\, r)^{N-1}} \, dz \tag{18}$$

wird, eine Verteilung, von der durch Entwickeln des Integrals gezeigt werden kann, daß sie für alle Werte von N mit Ausnahme der kleinsten mit einer Normalverteilung praktisch übereinstimmt, deren Streuung

$$\sigma_z^2 = \frac{1}{N-3} \tag{19}$$

beträgt.

325 Abweichung der beobachteten von der theoretischen Verteilung

Von N Beobachtungen mögen

f_1 in eine erste,
f_2 in eine zweite,
. . . .
f_M in eine M-te

Klasse fallen. Die Wahrscheinlichkeit dafür, daß eine Beobachtung in die j-te Klasse fällt, sei p_j, so daß von N Beobachtungen Np_j in der j-ten Klasse zu erwarten sind.

Die Wahrscheinlichkeit für das Auftreten von f_1 Beobachtungen in der ersten und f_2 Beobachtungen in der zweiten und so weiter bis f_M Beobachtungen in der M-ten Klasse ist

$$\frac{N!}{f_1!\, f_2! \ldots f_M!} \, p_1^{f_1} \, p_2^{f_2} \, p_3^{f_3} \cdots p_M^{f_M} \; . \tag{1}$$

Dieser Ausdruck entspricht dem allgemeinen Glied der binomischen Entwicklung, wenn $M = 2$. Selbstverständlich ist noch

$$f_1 + f_2 + f_3 + \ldots + f_M = N \; . \tag{2}$$

Nehmen wir weiter an, die Gesamtzahl N der Beobachtungen sei durch eine Poissonsche Verteilung mit dem Durchschnitt λ gegeben, so wird die Wahrscheinlichkeit dafür, eine Stichprobe des Umfangs N zu erhalten, gleich

$$e^{-\lambda} \frac{\lambda^N}{N!} \; . \tag{3}$$

Fragen wir nach der Wahrscheinlichkeit, eine Stichprobe des Umfanges N zu erhalten und in der ersten Klasse f_1, in der zweiten f_2 usw. bis f_M in der M-ten Klasse, so finden wir auf Grund von (1) und (3)

$$e^{-\lambda} \frac{\lambda^N}{N!} \cdot \frac{N!}{f_1! f_2! \ldots f_M!} \; p_1^{f_1} p_2^{f_2} \ldots p_M^{f_M} \; . \tag{4}$$

Da λ der theoretisch zu erwartende Wert für den Umfang N der Stichprobe bedeutet, wird für die theoretisch zu erwartende Häufigkeit φ_j in der j-ten Klasse

$$\varphi_j = \lambda \, p_j \; . \tag{5}$$

Ersetzen wir in (4) die p_j durch die φ_j, so finden wir

$$e^{-\overset{M}{\underset{j=1}{S}} \varphi_j} \; \frac{\varphi_1^{f_1} \varphi_2^{f_2} \ldots \varphi_M^{f_M}}{f_1! f_2! \ldots f_M!} = \prod_{j=1}^{M} e^{-\varphi_j} \frac{\varphi_j^{f_j}}{f_j!} \; . \tag{6}$$

Die M beobachteten Häufigkeiten f_j gehorchen demnach M voneinander stochastisch unabhängigen Poissonschen Verteilungen. Dabei besteht zwischen ihnen die lineare Beziehung (2).

Läßt man die φ_j unbeschränkt anwachsen, so gehen die M Poissonschen Verteilungen in ebenso viele voneinander stochastisch unabhängige Normalverteilungen über, deren Durchschnitte und Streuungen gleich φ_j sind. Die Größen

$$x_j = \frac{f_j - \varphi_j}{\sqrt{\varphi_j}} \tag{7}$$

sind demnach in diesem Falle M voneinander stochastisch unabhängige, normal verteilte Größen, wobei immer noch die Beziehung (2) zu beachten bleibt.

Nach 311 ist

$$\chi^2 = \overset{M}{\underset{j=1}{S}} \frac{(f_j - \varphi_j)^2}{\varphi_j} \; , \tag{8}$$

verteilt gemäß

$$d\varphi(\chi^2) = \frac{1}{\left(\dfrac{n-2}{2}\right)!}\left(\frac{\chi^2}{2}\right)^{\frac{n-2}{2}} e^{-\frac{\chi^2}{2}} d\left(\frac{\chi^2}{2}\right),\tag{9}$$

wobei die Zahl der Freiheitsgrade

$$n = M-1\tag{10}$$

wegen der linearen Beziehung (2) um 1 kleiner ist als die Zahl der Klassen.

Wir haben φ_j als unbeschränkt groß vorausgesetzt. Dies läuft praktisch darauf hinaus, daß die theoretisch zu erwartenden Werte für jede Klasse größer

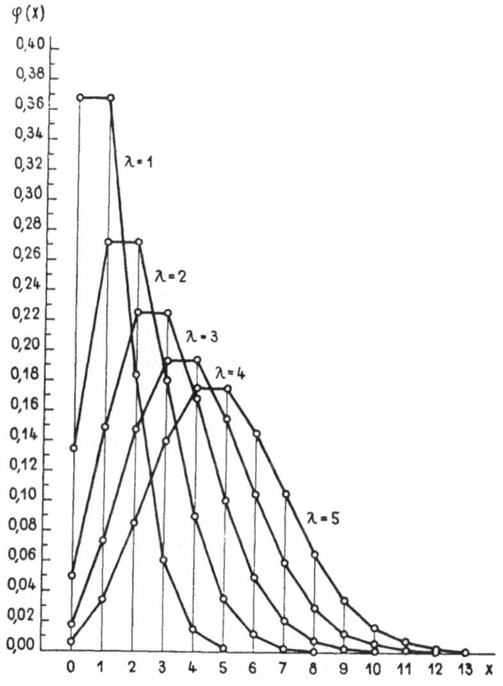

Fig. 38

Poissonsche Verteilungen

$$e^{-\lambda}\frac{\lambda^x}{x!}$$

als 5 gewählt werden müssen. Falls notwendig, erreicht man dies durch Zusammenlegen kleinerer Klassen. Die Figur 38 zeigt, wie mit wachsendem φ schon sehr bald eine nahezu normale Verteilung erreicht wird.

325.1 Abhängigkeit bei qualitativen Merkmalen

Die Abhängigkeit zweier Gruppen von Merkmalen, wie beispielsweise Haarfarbe und Augenfarbe, sei zu prüfen. Das Zahlenmaterial möge in einer Vierfeldertafel, oder — allgemeiner — in einer Tafel mit r Zeilen und s Spalten vorliegen.

Betrachten wir zunächst die Vierfeldertafel.

Augenfarbe	Haarfarbe		Summe
	dunkel	hell	
dunkel	a	b	$a+b$
hell	c	d	$c+d$
Summe	$a+c$	$b+d$	$a+b+c+d$

Die beiden Merkmale sind voneinander *unabhängig*, wenn

$$\frac{a}{c} = \frac{b}{d} \, , \tag{1a}$$

was gleichbedeutend ist mit

$$\frac{a}{b} = \frac{c}{d} \, . \tag{1b}$$

Sind die Beziehungen (1a) und (1b) nicht erfüllt, so kann man aus den Randzahlen $a+b$, $c+d$, $a+c$ und $b+d$ die entsprechenden Werte α, β, γ und δ so berechnen, daß

$$\frac{\alpha}{\gamma} = \frac{\beta}{\delta} = \frac{a+b}{c+d} \tag{2a}$$

oder

$$\frac{\alpha}{\beta} = \frac{\gamma}{\delta} = \frac{a+c}{b+d} \, . \tag{2b}$$

Die Unterschiede $a-\alpha$, $b-\beta$, $c-\gamma$, $d-\delta$ können wir in ihrer Gesamtheit prüfen, indem wir

$$\chi^2 = \frac{(a-\alpha)^2}{\alpha} + \frac{(b-\beta)^2}{\beta} + \frac{(c-\gamma)^2}{\gamma} + \frac{(d-\delta)^2}{\delta} \tag{3}$$

berechnen.

Ist beispielsweise α bestimmt, so erhalten wir β, γ und δ durch drei voneinander unabhängige lineare Beziehungen mit Hilfe der Randzahlen $a+b$, $a+c$, $b+c$ und $b+d$.

Die Zahl der Freiheitsgrade haben wir demnach mit

$$n = 1 \tag{4}$$

zu nehmen, also um 3 niedriger als die Zahl der Klassen.

Gehen wir zu einer Tafel mit r Zeilen und s Spalten über.

Augenfarbe	Haarfarbe						Summe
	1	2	3	4	. . .	s	
1 2 3 . . . . . r							
Summe							

Um die Häufigkeiten bei Unabhängigkeit auf die Beobachtungen abzustimmen, müssen wir in r Zeilen und $s-1$ Spalten die Randzahlen gleichsetzen. Die Zahl der Freiheitsgrade muß somit um $r+s-1$ kleiner sein als die Zahl der Felder rs; demnach

$$n = (r-1)(s-1) \,. \tag{5}$$

Die Werte bei Unabhängigkeit berechnen wir wiederum unter der Annahme, daß die Häufigkeiten in allen Spalten im gleichen Verhältnis stehen wie in der Randspalte.

325.2 Die theoretische Verteilung ist als Funktion gegeben

Sind die theoretischen Häufigkeiten $\varphi_1, \varphi_2, \ldots \varphi_M$ als Werte einer Funktion g-ten Grades gegeben, so müssen wir g voneinander linear unabhängige Gleichungen bilden, um aus den Beobachtungen $f_1, f_2, f_3, \ldots f_M$ die Funktionswerte $\varphi_1, \varphi_2, \varphi_3, \ldots \varphi_M$ zu bestimmen. Außerdem ist noch

$$\overset{M}{\underset{j=1}{S}} f_j = N \overset{M}{\underset{i=1}{S}} \varphi_i \,, \tag{1}$$

so daß die Zahl der Freiheitsgrade

$$n = M - g - 1 \tag{2}$$

genommen werden muß.

Um beispielsweise eine *Poissonsche Verteilung* zu prüfen, müssen wir bedenken, daß wir die Gesamtzahl der theoretischen Häufigkeiten auf die Gesamtzahl der Beobachtungen abstimmen und aus den Beobachtungen den

Parameter der Poissonschen Verteilung herleiten müssen. Die Freiheitsgrade werden demnach gleich

$$n = M - 2 \, . \tag{3}$$

Entsprechend haben wir bei der *binomischen Verteilung* die Gesamthäufigkeit, den Durchschnitt und die Streuung der theoretischen Verteilung aus den Beobachtungen herzuleiten, was zu

$$n = M - 3 \tag{4}$$

führt.

135

4 LITERATURVERZEICHNIS

BALLMER, HANS: Körperentwicklung, Körperleistung und ihre Beziehungen. Diss. med. Bern. Zürich, Orell Füßli AG., 1939.

BANERJEE, SUDHIR KUMAR: The one-tenth per cent level of the ratio of variances. Sankhyā, vol. 2, 1933–34, p. 425–428.

BRISTOL-ROACH, M.: On the relation of certain soil algae to some soluble carbon compounds. Annals of botany, vol. XL, 1926, p. 149–201.

CRAMÉR, HARALD: Random variables and probability distributions. Cambridge tracts in mathematics and mathematical physics, no. 36, 1937.

ELDERTON, W. PALIN: Tables for testing the goodness of fit of theory to observation. Biometrika, vol. I, 1902, p. 155.

EZEKIEL, MORDECAI: Methods of correlation analysis. New York, John Wiley & Sons, Inc. 1930.

FISHER, R. A.: Frequency-distribution of the values of the correlation-coefficient in samples from an indefinitely large population. Biometrika, vol. X, 1915, p. 507–521.

FISHER, R. A.: On the mathematical foundations of theoretical statistics. Philosophical transactions of the Royal Society of London, Series A, vol. CCXXI, 1921, p. 309–368.

FISHER, R. A.: On the «probable error» of a coefficient of correlation deduced from a small sample. Metron, vol. I, part 4, 1921, p. 1–32.

FISHER, R. A.: The goodness of fit of regression formulae, and the distribution of regression coefficients. Journal of the Royal Statistical Society, vol. LXXXV, 1922, p. 597–612.

FISHER, R. A.: Applications of «Student's» distribution. Metron, vol. V, part 3, 1925, p. 90–104.

FISHER, R. A.: Expansion of «Student's» integral in powers of n^{-1}. Metron, vol. V, part 3, 1925, p. 109–112.

FISHER, R. A.: The mathematical distributions used in the common tests of significance. Econometrica, vol. III, 1935, p. 353–365.

FISHER, R. A.: Statistical theory of estimation. Calcutta University Readership Lectures. University of Calcutta, 1938.

FISHER, R. A.: Statistical methods for research workers. Edinburgh and London, Oliver and Boyd, 1941, eighth edition.

FISHER, R. A.: The design of experiments. Edinburgh and London, Oliver and Boyd, 1937, second edition.

FISHER, R. A., and YATES, FRANK: Statistical tables for biological, agricultural and medical research. Edinburgh and London, Oliver and Boyd, 1938.

FORNALLAZ, PAUL: Die Wahrscheinlichkeitsrechnung im Dienste der Arbeitsanalyse. Industrielle Organisation, 1940, Nr. 3 und Nr. 4.

GHEZZI, C.: Die Abflußverhältnisse des Rheins in Basel. Mitteilungen des Eidgenössischen Amtes für Wasserwirtschaft, Nr. 19. Bern, 1926.

KELLEY, TRUMAN, L.: Statistical Method. New York, The Macmillan Company, 1923.

LÜDI, FRITZ: Zur Theorie der geschlitzten Magnetfeldröhre. Helvetica physica acta, vol. XVI, 1943, S. 59–82.

MAHALANOBIS, P. C.: Auxiliary tables for Fisher's z-test in analysis of variance. Indian Journal of Agricultural Science, vol. II., 1932, p. 679–693.

MORGENTHALER, OTTO: Neue Untersuchungen über die Milbenkrankheit der Bienen und ihre Bekämpfung. Archiv für Bienenkunde, X. Jahrgang, 1929, S. 230–243.

PEARSON, E. S.: The application of statistical methods to industrial standardisation and quality control. London, British Standards Institution, no. 600, 1935.

PEARSON, KARL: On the criterion that a given system of deviations from the probable, in the case of a correlated system of variables, is such that it can be reasonably supposed to have arisen from random sampling. Philosophical Magazine, 5th series, vol. 1, 1900, p. 157–175.

ROSENFELD, FELIX: L'application industrielle du contrôle statistique. Les diagrammes de contrôle. Journal de la Société de Statistique de Paris, 1939, Nos. 10–11–12, p. 283–302.

RUTHERFORD, E., and GEIGER, E.: The probability variations in the distribution of α-particles. Philosophical Magazine, series 6, vol. XX, 1910, p. 698–707.

SCHLÄFLI, LUDWIG: Theorie der vielfachen Kontinuität. Neue Denkschriften der Allgemeinen schweizerischen Gesellschaft für die gesamten Naturwissenschaften, Band 38, Zürich 1901. Aus dem Nachlaß herausgegeben von J. H. Graf.

SCHÖNHOLZER, G.: Über die Abhängigkeit des cholesterolytischen Vermögens des Blutserums von seinem Lezithingehalt. Schweizerische Medizinische Wochenschrift, 74. Jahrgang, 1944, S. 34–39.

SCHOPFER, W. H., und BLUMER, S.: Zur Wirkstoffphysiologie von Trichophyton album Sab. Berichte der Schweizerischen Botanischen Gesellschaft, 1943, Band 53, S. 409–456.

SHEPPARD, W. F.: Table of deviates of the normal curve. Biometrika, vol. V, 1907, p. 404–406.

SHEWHART, W. A.: Economic control of quality of manufactured products. New York, D. van Nostrand Co. Inc. 1931.

SNEDECOR, G. W.: Statistical Methods. Collegiate Press, Inc. Ames, Iowa, 1938.

«STUDENT»: The probable error of a mean. Biometrika, vol. VI, 1908, p. 1–25.

«STUDENT»: New tables for testing the significance of observations. Metron, vol. V, part 3, 1925, p. 105–120.

WOLF, RUDOLF: Neue Würfelversuche, dritte Mitteilung. Vierteljahresschrift der Zürcher Naturforschenden Gesellschaft, Jahrgang XXVI, 1881, S. 257–278.

WORKING, H., and HOTELLING, H.: Applications of the theory of error to the interpretation of trends. Journal of the American Statistical Association, vol. XXIV, 1929, p. 73–85.

5 TAFELN

P	0,0	0,1	0,2	0,3	0,4	P
0,00	∞	1,644 854	1,281 552	1,036 433	0,841 621	0,00
0,01	2,575 829	1,598 193	1,253 565	1,015 222	0,823 894	0,01
0,02	2,326 348	1,554 774	1,226 528	0,994 458	0,806 421	0,02
0,03	2,170 090	1,514 102	1,200 359	0,974 114	0,789 192	0,03
0,04	2,053 749	1,475 791	1,174 987	0,954 165	0,772 193	0,04
0,05	1,959 964	1,439 531	1,150 349	0,934 589	0,755 415	0,05
0,06	1,880 794	1,405 072	1,126 391	0,915 365	0,738 847	0,06
0,07	1,811 911	1,372 204	1,103 063	0,896 473	0,722 479	0,07
0,08	1,750 686	1,340 755	1,080 319	0,877 896	0,706 303	0,08
0,09	1,695 398	1,310 579	1,058 122	0,859 617	0,690 309	0,09

P	0,5	0,6	0,7	0,8	0,9	P
0,00	0,674 490	0,524 401	0,385 320	0,253 347	0,125 661	0,00
0,01	0,658 838	0,510 073	0,371 856	0,240 426	0,113 039	0,01
0,02	0,643 345	0,495 850	0,358 459	0,227 545	0,100 434	0,02
0,03	0,628 006	0,481 727	0,345 126	0,214 702	0,087 845	0,03
0,04	0,612 813	0,467 699	0,331 853	0,201 893	0,075 270	0,04
0,05	0,597 760	0,453 762	0,318 639	0,189 118	0,062 707	0,05
0,06	0,582 841	0,439 913	0,305 481	0,176 374	0,050 154	0,06
0,07	0,568 051	0,426 148	0,292 375	0,163 658	0,037 608	0,07
0,08	0,553 385	0,412 463	0,279 319	0,150 969	0,025 069	0,08
0,09	0,538 836	0,398 855	0,266 311	0,138 304	0,012 533	0,09

n	$P = 0{,}999$	$P = 0{,}99$	$P = 0{,}95$	$P = 0{,}05$	$P = 0{,}01$	$P = 0{,}001$	n
1	0,000 001 57	0,000 157	0,003 93	3,841	6,635	10,827	1
2	0,002 00	0,0201	0,103	5,991	9,210	13,815	2
3	0,0243	0,115	0,352	7,815	11,341	16,268	3
4	0,0908	0,297	0,711	9,488	13,277	18,465	4
5	0,210	0,554	1,145	11,070	15,086	20,517	5
6	0,381	0,872	1,635	12,592	16,812	22,457	6
7	0,599	1,239	2,167	14,067	18,475	24,322	7
8	0,857	1,646	2,733	15,507	20,090	26,125	8
9	1,152	2,088	3,325	16,919	21,666	27,877	9
10	1,479	2,558	3,940	18,307	23,209	29,588	10
11	1,834	3,053	4,575	19,675	24,725	31,264	11
12	2,214	3,571	5,226	21,026	26,217	32,909	12
13	2,617	4,107	5,892	22,362	27,688	34,528	13
14	3,041	4,660	6,571	23,685	29,141	36,123	14
15	3,483	5,229	7,261	24,996	30,578	37,697	15
16	3,942	5,812	7,962	26,296	32,000	39,252	16
17	4,416	6,408	8,672	27,587	33,409	40,790	17
18	4,905	7,015	9,390	28,869	34,805	42,312	18
19	5,407	7,633	10,117	30,144	36,191	43,820	19
20	5,921	8,260	10,851	31,410	37,566	45,315	20
21	6,447	8,897	11,591	32,671	38,932	46,797	21
22	6,983	9,542	12,338	33,924	40,289	48,268	22
23	7,529	10,196	13,091	35,172	41,638	49,728	23
24	8,085	10,856	13,848	36,415	42,980	51,179	24
25	8,649	11,524	14,611	37,652	44,314	52,620	25
26	9,222	12,198	15,379	38,885	45,642	54,052	26
27	9,803	12,879	16,151	40,113	46,963	55,476	27
28	10,391	13,565	16,928	41,337	48,278	56,893	28
29	10,986	14,256	17,708	42,557	49,588	58,302	29
30	11,588	14,953	18,493	43,773	50,892	59,703	30

n	$P = 0{,}05$	$P = 0{,}01$	$P = 0{,}001$	n	$P = 0{,}05$	$P = 0{,}01$	$P = 0{,}001$
1	12,706	63,657	636,619	26	2,056	2,779	3,707
2	4,303	9,925	31,598	27	2,052	2,771	3,690
3	3,182	5,841	12,941	28	2,048	2,763	3,674
4	2,776	4,604	8,610	29	2,045	2,756	3,659
5	2,571	4,032	6,859	30	2 042	2,750	3,646
6	2,447	3,707	5,959	35	2,030	2,724	3,592
7	2,365	3,499	5,405	40	2,021	2,704	3,551
8	2,306	3,355	5,041	45	2,014	2,689	3,521
9	2,262	3,250	4,781	50	2,008	2,678	3,496
10	2,228	3,169	4,587				
				60	2,000	2,660	3,460
11	2,201	3,106	4,437	70	1,994	2,648	3,435
12	2,179	3,055	4,318	80	1,990	2,638	3,416
13	2,160	3,012	4,221	90	1,987	2,631	3,402
14	2,145	2,977	4,140	100	1,984	2,626	3,390
15	2,131	2,947	4,073				
				120	1,980	2,617	3,373
16	2,120	2,921	4,015	140	1,977	2,611	3,361
17	2,110	2,898	3,965	160	1,975	2,607	3,352
18	2,101	2,878	3,922	180	1,973	2,603	3,346
19	2,093	2,861	3,883				
20	2,086	2,845	3,850	200	1,972	2,601	3,340
				300	1,968	2,592	3,324
21	2,080	2,831	3,819	400	1,966	2,588	3,315
22	2,074	2,819	3,792	500	1,965	2,586	3,310
23	2,069	2,807	3,767				
24	2,064	2,797	3,745	1000	1,962	2,581	3,300
25	2,060	2,787	3,725				
				∞	1,960	2,576	3,291

n_2	$n_1=1$	$n_1=2$	$n_1=3$	$n_1=4$	$n_1=5$	$n_1=6$	$n_1=8$	$n_1=12$	$n_1=24$	$n_1=\infty$	n_2
1	161,45	199,50	215,72	224,57	230,17	233,97	238,89	243,91	249,04	254,32	1
2	18,512	18,999	19,163	19,248	19,298	19,329	19,371	19,414	19,453	19,496	2
3	10,129	9,552	9,276	9,118	9,014	8,941	8,844	8,744	8,638	8,527	3
4	7,710	6,945	6,591	6,388	6,257	6,164	6,041	5,912	5,774	5,628	4
5	6,607	5,786	5,410	5,192	5,050	4,950	4,818	4,678	4,527	4,365	5
6	5,987	5,143	4,756	4,534	4,388	4,284	4,147	4,000	3,841	3,669	6
7	5,591	4,737	4,347	4,121	3,972	3,866	3,725	3,574	3,410	3,230	7
8	5,317	4,459	4,067	3,838	3,688	3,580	3,438	3,284	3,116	2,928	8
9	5,117	4,256	3,863	3,633	3,482	3,374	3,230	3,073	2,900	2,707	9
10	4,965	4,103	3,708	3,478	3,326	3,217	3,072	2,913	2,737	2,538	10
11	4,844	3,982	3,587	3,357	3,204	3,094	2,948	2,788	2,609	2,405	11
12	4,747	3,885	3,490	3,259	3,106	2,999	2,848	2,686	2,505	2,296	12
13	4,667	3,805	3,410	3,179	3,025	2,915	2,767	2,604	2,420	2,207	13
14	4,600	3,739	3,344	3,112	2,958	2,848	2,699	2,534	2,349	2,131	14
15	4,543	3,683	3,287	3,056	2,901	2,790	2,641	2,475	2,288	2,066	15
16	4,494	3,634	3,239	3,007	2,853	2,741	2,591	2,424	2,235	2,010	16
17	4,451	3,592	3,197	2,965	2,810	2,699	2,548	2,381	2,190	1,961	17
18	4,414	3,555	3,160	2,928	2,773	2,661	2,510	2,342	2,150	1,917	18
19	4,381	3,522	3,127	2,895	2,740	2,629	2,477	2,308	2,114	1,878	19
20	4,351	3,493	3,098	2,866	2,711	2,599	2,447	2,278	2,083	1,843	20
21	4,325	3,467	3,072	2,840	2,685	2,573	2,421	2,250	2,054	1,812	21
22	4,301	3,443	3,049	2,817	2,661	2,549	2,397	2,226	2,028	1,783	22
23	4,279	3,422	3,028	2,795	2,640	2,528	2,375	2,203	2,005	1,757	23
24	4,260	3,403	3,009	2,777	2,621	2,508	2,355	2,183	1,984	1,733	24
25	4,242	3,385	2,991	2,759	2,603	2,490	2,337	2,165	1,965	1,711	25
26	4,225	3,369	2,975	2,743	2,587	2,474	2,321	2,148	1,947	1,691	26
27	4,210	3,354	2,961	2,728	2,572	2,459	2,305	2,132	1,930	1,672	27
28	4,196	3,340	2,947	2,714	2,558	2,445	2,292	2,118	1,915	1,654	28
29	4,183	3,328	2,934	2,702	2,545	2,432	2,278	2,104	1,901	1,638	29
30	4,171	3,316	2,922	2,690	2,534	2,421	2,266	2,092	1,887	1,622	30
40	4,085	3,232	2,839	2,606	2,449	2,336	2,180	2,004	1,793	1,509	40
60	4,001	3,151	2,758	2,525	2,368	2,254	2,097	1,918	1,700	1,389	60
120	3,946	3,072	2,680	2,447	2,290	2,175	2,016	1,834	1,608	1,254	120
∞	3,841	2,996	2,605	2,372	2,214	2,098	1,938	1,752	1,517	1,000	∞

n_2	$n_1=1$	$n_1=2$	$n_1=3$	$n_1=4$	$n_1=5$	$n_1=6$	$n_1=8$	$n_1=12$	$n_1=24$	$n_1=\infty$	n_2
1	4052,1	4999,0	5403,5	5625,1	5764,1	5859,4	5981,4	6105,8	6234,2	6366,5	1
2	98,495	99,008	99,167	99,247	99,305	99,325	99,365	99,425	99,464	99,504	2
3	34,117	30,815	29,459	28,709	28,236	27,910	27,489	27,053	26,597	26,122	3
4	21,200	18,001	16,693	15,978	15,521	15,208	14,800	14,374	13,930	13,464	4
5	16,258	13,274	12,059	11,391	10,966	10,672	10,266	9,888	9,467	9,019	5
6	13,744	10,924	9,779	9,149	8,746	8,465	8,101	7,718	7,313	6,880	6
7	12,246	9,546	8,452	7,846	7,460	7,191	6,840	6,469	6,074	5,650	7
8	11,259	8,649	7,591	7,006	6,631	6,371	6,029	5,667	5,279	4,859	8
9	10,561	8,022	6,992	6,423	6,057	5,802	5,467	5,111	4,730	4,311	9
10	10,044	7,560	6,552	5,994	5,636	5,386	5,057	4,706	4,327	3,909	10
11	9,647	7,205	6,217	5,668	5,317	5,069	4,745	4,397	4,021	3,602	11
12	9,330	6,927	5,953	5,412	5,064	4,820	4,500	4,156	3,780	3,361	12
13	9,074	6,701	5,740	5,205	4,862	4,620	4,302	3,961	3,586	3,165	13
14	8,862	6,514	5,563	5,035	4,695	4,456	4,140	3,800	3,427	3,005	14
15	8,683	6,359	5,417	4,893	4,556	4,318	4,004	3,668	3,294	2,869	15
16	8,532	6,227	5,292	4,772	4,437	4,201	3,889	3,553	3,181	2,753	16
17	8,400	6,112	5,185	4,669	4,336	4,102	3,791	3,455	3,083	2,653	17
18	8,285	6,013	5,092	4,579	4,248	4,015	3,706	3,370	2,999	2,566	18
19	8,184	5,926	5,010	4,501	4,170	3,939	3,631	3,296	2,925	2,489	19
20	8,096	5,849	4,938	4,431	4,103	3,871	3,565	3,231	2,859	2,421	20
21	8,017	5,780	4,875	4,368	4,042	3,811	3,506	3,173	2,801	2,360	21
22	7,944	5,719	4,816	4,314	3,988	3,759	3,453	3,121	2,749	2,305	22
23	7,881	5,663	4,765	4,264	3,939	3,710	3,406	3,074	2,702	2,256	23
24	7,823	5,614	4,718	4,218	3,895	3,666	3,363	3,031	2,659	2,210	24
25	7,770	5,568	4,676	4,177	3,855	3,627	3,324	2,993	2,620	2,169	25
26	7,722	5,527	4,637	4,140	3,818	3,591	3,288	2,958	2,585	2,132	26
27	7,677	5,488	4,601	4,106	3,785	3,558	3,256	2,925	2,551	2,096	27
28	7,636	5,453	4,568	4,074	3,754	3,528	3,226	2,896	2,522	2,064	28
29	7,597	5,421	4,538	4,045	3,726	3,499	3,198	2,869	2,494	2,034	29
30	7,563	5,390	4,510	4,018	3,699	3,474	3,173	2,843	2,469	2,006	30
40	7,314	5,179	4,312	3,828	3,513	3,291	2,993	2,665	2,287	1,805	40
60	7,077	4,978	4,126	3,649	3,339	3,119	2,823	2,496	2,115	1,601	60
120	6,851	4,786	3,949	3,479	3,173	2,956	2,663	2,336	1,950	1,380	120
∞	6,635	4,605	3,782	3,320	3,017	2,802	2,511	2,182	1,791	1,000	∞

n_2	$n_1=1$	$n_1=2$	$n_1=3$	$n_1=4$	$n_1=5$	$n_1=6$	$n_1=8$	$n_1=12$	$n_1=24$	$n_1=\infty$	n_2
1	405 303	500 019	536 701	562 530	576 424	585 956	598 293	610 535	623 433	636 539	1
2	998,44	999,04	999,24	999,24	999,24	999,24	999,45	999,45	999,45	999,45	2
3	167,46	148,50	141,11	137,08	134,58	132,84	130,61	128,30	125,94	123,49	3
4	74,126	61,240	56,181	53,428	51,706	50,521	48,998	47,407	45,768	44,052	4
5	47,039	36,612	33,201	31,087	29,748	28,835	27,638	26,416	25,143	23,783	5
6	35,509	26,998	23,702	21,902	20,809	20,029	19,029	17,989	16,891	15,746	6
7	29,218	21,688	18,772	17,188	16,206	15,521	14,634	13,708	12,733	11,695	7
8	25,416	18,493	15,828	14,388	13,485	12,858	12,044	11,194	10,302	9,335	8
9	22,855	16,385	13,901	12,561	11,714	11,127	10,369	9,570	8,723	7,813	9
10	21,039	14,906	12,553	11,282	10,481	9,924	9,204	8,445	7,637	6,762	10
11	19,687	13,813	11,560	10,346	9,577	9,047	8,354	7,625	6,847	5,998	11
12	18,641	12,972	10,805	9,633	8,892	8,378	7,711	7,005	6,248	5,419	12
13	17,814	12,312	10,208	9,072	8,354	7,855	7,206	6,519	5,782	4,967	13
14	17,143	11,780	9,730	8,623	7,922	7,435	6,802	6,130	5,408	4,604	14
15	16,586	11,338	9,335	8,253	7,567	7,092	6,470	5,812	5,101	4,307	15
16	16,119	10,970	9,005	7,944	7,272	6,804	6,195	5,548	4,846	4,059	16
17	15,721	10,659	8,727	7,683	7,022	6,563	5,962	5,324	4,631	3,850	17
18	15,379	10,389	8,487	7,459	6,807	6,355	5,763	5,132	4,448	3,671	18
19	15,080	10,157	8,280	7,264	6,609	6,176	5,590	4,967	4,286	3,515	19
20	14,820	9,952	8,098	7,102	6,461	6,018	5,440	4,823	4,150	3,378	20
21	14,588	9,773	7,937	6,946	6,318	5,880	5,308	4,697	4,026	3,257	21
22	14,379	9,612	7,796	6,814	6,192	5,758	5,190	4,583	3,918	3,151	22
23	14,194	9,469	7,669	6,695	6,079	5,648	5,086	4,482	3,822	3,054	23
24	14,027	9,339	7,555	6,589	5,976	5,550	4,991	4,393	3,735	2,968	24
25	13,875	9,222	7,450	6,493	5,885	5,462	4,907	4,311	3,657	2,890	25
26	13,738	9,116	7,356	6,406	5,802	5,382	4,829	4,238	3,586	2,820	26
27	13,612	9,020	7,272	6,326	5,726	5,308	4,759	4,170	3,521	2,754	27
28	13,498	8,930	7,194	6,253	5,656	5,240	4,694	4,109	3,462	2,695	28
29	13,391	8,852	7,121	6,187	5,592	5,179	4,645	4,053	3,407	2,640	29
30	13,292	8,774	7,054	6,124	5,533	5,122	4,581	4,000	3,358	2,589	30
40	12,614	8,251	6,600	5,698	5,128	4,731	4,207	3,642	3,012	2,233	40
60	11,972	7,765	6,172	5,307	4,757	4,373	3,865	3,315	2,694	1,896	60
120	11,377	7,312	5,793	4,947	4,415	4,041	3,546	3,016	2,396	1,561	120
∞	10,826	6,908	5,423	4,616	4,103	3,743	3,265	2,742	2,132	1,000	∞

	0	1	2	3	4
0	0	1	4	9	16
1	100	121	144	169	196
2	400	441	484	529	576
3	900	961	1 024	1 089	1 156
4	1 600	1 681	1 764	1 849	1 936
5	2 500	2 601	2 704	2 809	2 916
6	3 600	3 721	3 844	3 969	4 096
7	4 900	5 041	5 184	5 329	5 476
8	6 400	6 561	6 724	6 889	7 056
9	8 100	8 281	8 464	8 649	8 836
10	10 000	10 201	10 404	10 609	10 816
11	12 100	12 321	12 544	12 769	12 996
12	14 400	14 641	14 884	15 129	15 376
13	16 900	17 161	17 424	17 689	17 956
14	19 600	19 881	20 164	20 449	20 736
15	22 500	22 801	23 104	23 409	23 716
16	25 600	25 921	26 244	26 569	26 896
17	28 900	29 241	29 584	29 929	30 276
18	32 400	32 761	33 124	33 489	33 856
19	36 100	36 481	36 864	37 249	37 636
20	40 000	40 401	40 804	41 209	41 616
21	44 100	44 521	44 944	45 369	45 796
22	48 400	48 841	49 284	49 729	50 176
23	52 900	53 361	53 824	54 289	45 756
24	57 600	58 081	58 564	59 049	59 536
25	62 500	63 001	63 504	64 009	64 516
26	67 600	68 121	68 644	69 169	69 696
27	72 900	73 441	73 984	74 529	75 076
28	78 400	78 961	79 524	80 089	80 656
29	84 100	84 681	85 264	85 849	86 436
30	90 000	90 601	91 204	91 809	92 416
31	96 100	96 721	97 344	97 969	98 596
32	102 400	103 041	103 684	104 329	104 976
33	108 900	109 561	110 224	110 889	111 556
34	115 600	116 281	116 964	117 649	118 336
35	122 500	123 201	123 904	124 609	125 316
36	129 600	130 321	131 044	131 769	132 496
37	136 900	137 641	138 384	139 129	139 876
38	144 400	145 161	145 924	146 689	147 456
39	152 100	152 881	153 664	154 449	155 236
40	160 000	160 801	161 604	162 409	163 216
41	168 100	168 921	169 744	170 569	171 396
42	176 400	177 241	178 084	178 929	179 776
43	184 900	185 761	186 624	187 489	188 356
44	193 600	194 481	195 364	196 249	197 136
45	202 500	203 401	204 304	205 209	206 116
46	211 600	212 521	213 444	214 369	215 296
47	220 900	221 841	222 784	223 729	224 676
48	230 400	231 361	232 324	233 289	234 256
49	240 100	241 081	242 064	243 049	244 036

5	6	7	8	9	
25	36	49	64	81	0
225	256	289	324	361	1
625	676	729	784	841	2
1 225	1 296	1 369	1 444	1 521	3
2 025	2 116	2 209	2 304	2 401	4
3 025	3 136	3 249	3 364	3 481	5
4 225	4 356	4 489	4 624	4 761	6
5 625	5 776	5 929	6 084	6 241	7
7 225	7 396	7 569	7 744	7 921	8
9 025	9 216	9 409	9 604	9 801	9
11 025	11 236	11 449	11 664	11 881	10
13 225	13 456	13 689	13 924	14 161	11
15 625	15 876	16 129	16 384	16 641	12
18 225	18 496	18 769	19 044	19 321	13
21 025	21 316	21 609	21 904	22 201	14
24 025	24 336	24 649	24 964	25 281	15
27 225	27 556	27 889	28 224	28 561	16
30 625	30 976	31 329	31 684	32 041	17
34 225	34 596	34 969	35 344	35 721	18
38 025	38 416	38 809	39 204	39 601	19
42 025	42 436	42 849	43 264	43 681	20
46 225	46 656	47 089	47 524	47 961	21
50 625	51 076	51 529	51 984	52 441	22
55 225	55 696	56 169	56 644	57 121	23
60 025	60 516	61 009	61 504	62 001	24
65 025	65 536	66 049	66 564	67 081	25
70 225	70 756	71 289	71 824	72 361	26
75 625	76 176	76 729	77 284	77 841	27
81 225	81 796	82 369	82 944	83 521	28
87 025	87 616	88 209	88 804	89 401	29
93 025	93 636	94 249	94 864	95 481	30
99 225	99 856	100 489	101 124	101 761	31
105 625	106 276	106 929	107 584	108 241	32
112 225	112 896	113 569	114 244	114 921	33
119 025	119 716	120 409	121 104	121 801	34
126 025	126 736	127 449	128 164	128 881	35
133 225	133 956	134 689	135 424	136 161	36
140 625	141 376	142 129	142 884	143 641	37
148 225	148 996	149 769	150 544	151 321	38
156 025	156 816	157 609	158 404	159 201	39
164 025	164 836	165 649	166 464	167 281	40
172 225	173 056	173 889	174 724	175 561	41
180 625	181 476	182 329	183 184	184 041	42
189 225	190 096	190 969	191 844	192 721	43
198 025	198 916	199 809	200 704	201 601	44
207 025	207 936	208 849	209 764	210 681	45
216 225	217 156	218 089	219 024	219 961	46
225 625	226 576	227 529	228 484	229 441	47
235 225	236 196	237 169	238 144	239 121	48
245 025	246 016	247 009	248 004	249 001	49

	0	1	2	3	4
50	250 000	251 001	252 004	253 009	254 016
51	260 100	261 121	262 144	263 169	264 196
52	270 400	271 441	272 484	273 529	274 576
53	280 900	281 961	283 024	284 089	285 156
54	291 600	292 681	293 764	294 849	295 936
55	302 500	303 601	304 704	305 809	306 916
56	313 600	314 721	315 844	316 969	318 096
57	324 900	326 041	327 184	328 329	329 476
58	336 400	337 561	338 724	339 889	341 056
59	348 100	349 281	350 464	351 649	352 836
60	360 000	361 201	362 404	363 609	364 816
61	372 100	373 321	374 544	375 769	376 996
62	384 400	385 641	386 884	388 129	389 376
63	396 900	398 161	399 424	400 689	401 956
64	409 600	410 881	412 164	413 449	414 736
65	422 500	423 801	425 104	426 409	427 716
66	435 600	436 921	438 244	439 569	440 896
67	448 900	450 241	451 584	452 929	454 276
68	462 400	463 761	465 124	466 489	467 856
69	476 100	477 481	478 864	480 249	481 636
70	490 000	491 401	492 804	494 209	495 616
71	504 100	505 521	506 944	508 369	509 796
72	518 400	519 841	521 284	522 729	524 176
73	532 900	534 361	535 824	537 289	538 756
74	547 600	549 081	550 564	552 049	553 536
75	562 500	564 001	565 504	567 009	568 516
76	577 600	579 121	580 644	582 169	583 696
77	592 900	594 441	595 984	597 529	599 076
78	608 400	609 961	611 524	613 089	614 656
79	624 100	625 681	627 264	628 849	630 436
80	640 000	641 601	643 204	644 809	646 416
81	656 100	657 721	659 344	660 969	662 596
82	672 400	674 041	675 684	677 329	678 976
83	688 900	690 561	692 224	693 889	695 556
84	705 600	707 281	708 964	710 649	712 336
85	722 500	724 201	725 904	727 609	729 316
86	739 600	741 321	743 044	744 769	746 496
87	756 900	758 641	760 384	762 129	763 876
88	774 400	776 161	777 924	779 689	781 456
89	792 100	793 881	795 664	797 449	799 236
90	810 000	811 801	813 604	815 409	817 216
91	828 100	829 921	831 744	833 569	835 396
92	846 400	848 241	850 084	851 929	853 776
93	864 900	866 761	868 624	870 489	872 356
94	883 600	885 481	887 364	889 249	891 136
95	902 500	904 401	906 304	908 209	910 116
96	921 600	923 521	925 444	927 369	929 296
97	940 900	942 841	944 784	946 729	948 676
98	960 400	962 361	964 324	966 289	968 256
99	980 100	982 081	984 064	986 049	988 036

5	6	7	8	9	
255 025	256 036	257 049	258 064	259 081	50
265 225	266 256	267 289	268 324	269 361	51
275 625	276 676	277 729	278 784	279 841	52
286 225	287 296	288 369	289 444	290 521	53
297 025	298 116	299 209	300 304	301 401	54
308 025	309 136	310 249	311 364	312 481	55
319 225	320 356	321 489	322 624	323 761	56
330 625	331 776	332 929	334 084	335 241	57
342 225	343 396	344 569	345 744	346 921	58
354 025	355 216	356 409	357 604	358 801	59
366 025	367 236	368 449	369 664	370 881	60
378 225	379 456	380 689	381 924	383 161	61
390 625	391 876	393 129	394 384	395 641	62
403 225	404 496	405 769	407 044	408 321	63
416 025	417 316	418 609	419 904	421 201	64
429 025	430 336	431 649	432 964	434 281	65
442 225	443 556	444 889	446 224	447 561	66
455 625	456 976	458 329	459 684	461 041	67
469 225	470 596	471 969	473 344	474 721	68
483 025	484 416	485 809	487 204	488 601	69
497 025	498 436	499 849	501 264	502 681	70
511 225	512 656	514 089	515 524	516 961	71
525 625	527 076	528 529	529 984	531 441	72
540 225	541 696	543 169	544 644	546 121	73
555 025	556 516	558 009	559 504	561 001	74
570 025	571 536	573 049	574 564	576 081	75
585 225	586 756	588 289	589 824	591 361	76
600 625	602 176	603 729	605 284	606 841	77
616 225	617 796	619 369	620 944	622 521	78
632 025	633 616	635 209	636 804	638 401	79
648 025	649 636	651 249	652 864	654 481	80
664 225	665 856	667 489	669 124	670 761	81
680 625	682 276	683 929	685 584	687 241	82
697 225	698 896	700 569	702 244	703 921	83
714 025	715 716	717 409	719 104	720 801	84
731 025	732 736	734 449	736 164	737 881	85
748 225	749 956	751 689	753 424	755 161	86
765 625	767 376	769 129	770 884	772 641	87
783 225	784 996	786 769	788 544	790 321	88
801 025	802 816	804 609	806 404	808 201	89
819 025	820 836	822 649	824 464	826 281	90
837 225	839 056	840 889	842 724	844 561	91
855 625	857 476	859 329	861 184	863 041	92
874 225	876 096	877 969	879 844	881 721	93
893 025	894 916	896 809	898 704	900 601	94
912 025	913 936	915 849	917 764	919 681	95
931 225	933 156	935 089	937 024	938 961	96
950 625	952 576	954 529	956 484	958 441	97
970 225	972 196	974 169	976 144	978 121	98
990 025	992 016	994 009	996 004	998 001	99

6 SACHREGISTER